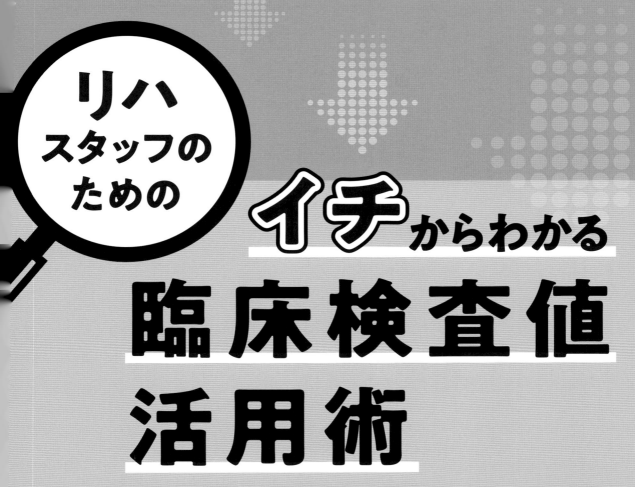

リハスタッフのための

イチからわかる
臨床検査値
活用術

【監修】
美津島 隆
獨協医科大学 医学部 リハビリテーション科学講座 主任教授

山内 克哉
浜松医科大学 医学部 附属病院 リハビリテーション科 病院教授

【著者】
鈴木 啓介
岐阜保健大学 リハビリテーション学部 理学療法学科 講師

加茂 智彦
群馬パース大学 リハビリテーション学部 理学療法学科

MEDICAL VIEW

本書では，厳密な指示・副作用・投薬スケジュール等について記載されていますが，これらは変更される可能性があります。本書で言及されている薬品については，製品に添付されている製造者による情報を十分にご参照ください。

Utilizing Values of Clinical Laboratory Tests for Rehabilitation
（ISBN 978-4-7583-1935-5 C3047）

Chief Editor : Takashi Mizushima
　　　　　　　Katsuya Yamauchi
Author : Keisuke Suzuki
　　　　　Tomohiko Kamo

2018.9.30 1st ed.

©MEDICAL VIEW, 2018
Printed and Bound in Japan

Medical View Co., Ltd.
2-30　Ichigayahonmuracho, Shinjyukuku, Tokyo, 162-0845, Japan
E-mail　ed@medicalview.co.jp

監修の序

　日常診療においては，画像所見と並んで検査所見は診断，治療を進めるうえでたいへん重要な手がかりを与えてくれており，その重要性については疑問の余地を挟みません。

　しかしながら，リハビリテーション医療においては，さほど重きをおかれていないのが現実です。それは画像所見と同様に，療法士の皆さんに対して卒前教育で検査値の解釈についての教育がなされる時間が少ないからと考えられます。

　とはいっても，現実に患者と向き合ったとき，検査項目の解釈ができるかどうかはリハビリテーションを進めていくうえで大きな差となって現れます。何より患者がより安心して訓練に取り組めるという利点があります。そのためでしょうか，心ある療法士の皆さんから画像所見に続いて検査所見の解釈もできるようなテキストを切望されました。

　昨今の医療の進歩により，検査の項目が急増してきたことは周知の事実であり，日常診療に用いられる検査項目は実に1,000を超えるといわれています。しかしながら，われわれが，リハビリテーション医療を行うにあたって，その意味を知っておかねばならない検査項目はさほど多くはありません。

　本書はリハビリテーション医療との関連で是非，療法士の皆さんに理解しておいてほしい項目に絞って，なるべく臨床に役立つように編まれました。

　リハビリテーション医療は基本的には「運動」が中心であることは論をまちません。薬と同様に運動を「処方」している以上，各種検査についての理解を深めておく必要があります。療法士の皆さんが，検査値の意味を理解することにより，患者のリスク管理がさらに容易になることは，訓練室での事故を軽減させ，患者にも多大な恩恵を与えます。

　内部障害領域を専門とする新進気鋭の療法士に執筆を依頼し，われわれが総合的に監修するという形式をとりましたが，新しい試みとして，「Dr'sコメント」として，医師からのワンポイントアドバイスを入れました。

　検査所見をより身近なものとして日常診療に応用していただけるようになれば，われわれにとってもこれに勝る喜びはございません。

2018年8月

美津島 隆　山内 克哉

序

「臨床検査値って覚えることがたくさんあるし，リハにどうやってつなげればいいかわからない…。苦手だ…。」

　筆者らが臨床で検査値と出会ったときの印象はこのようなものでした。今勉学に励んでいる学生の方や臨床のリハスタッフの方も同様な思いをしている人が少なからずいるのではないでしょうか。

　臨床検査値は項目もたくさんありますし，複数の項目を組み合わせて解釈するものもあり複雑に感じると思います。しかし，臨床検査値を1つ1つ丁寧に理解し読み解いていくと，驚くほど臨床で役に立ちます。なぜならば，目には見えない患者の身体の内部で起きていることが数値として可視化されるため，重症度の理解や予後予測，リスクの層別化につながり，リハ実施への道しるべとなるからです。また，臨床検査値を読み解いた情報を元に，患者に対してフィジカルアセスメントを行い，両者の情報をつなぎ合わせることで，リハでの介入(対処)方法をある程度決めることができます。"使い方"さえわかれば臨床検査値はリハスタッフにとって患者へよりよい治療を行うための"武器"となります。しかし，臨床検査値に関する書籍の多くは医師や看護師向けであり，実際にどうやってリハに活かせばよいのかについては記載されておらず，情報が不十分でした。

　そこで本書では，臨床検査値が苦手と感じるリハスタッフでも理解しやすいように各検査項目の産生のメカニズムや役割など基礎的な項目に加え，リハ視点としてどう解釈すればよいのかについて解説をしました。また，リハにどのように活用すればよいのかについても説明し，CASEを通じて実際の使い方の実例も提示しました。さらに併せて確認すべき検査項目や，検査値に影響を与える注意すべき薬剤についても記載し，臨床で検査値を活用するためにイチから理解できる内容となっています。本書を片手に臨床検査値を理解して，今までよりも1歩踏み込んだリハにつながれば幸いです。

　最後になりますが，本書の執筆にあたり，快く監修を引き受け的確なご助言と「Dr'sコメント」のご執筆をいただいた獨協医科大学医学部リハビリテーション科学講座 主任教授の美津島 隆先生，浜松医科大学医学部附属病院リハビリテーション科 准教授の山内克哉先生に感謝申し上げます。また，本書の刊行にあたり，読者が理解しやすいようアイデアを駆使していただいた野口真一氏をはじめとするメジカルビュー社編集部の皆さまに心より感謝申し上げます。

2018年9月

鈴木啓介　加茂智彦

CONTENTS

1章 まずは検査値の基本を知ろう　　　　　　　　　　　　　　　　　　　　鈴木啓介

- 検査値の使い方 ………………………………………………………………… 2

2章 血液・凝固系の検査データを読み解きリハに活かす　　　　　　　　　　鈴木啓介

- **WBC**（白血球）　　感染症，炎症，骨髄異常を反映 ………………………… 8
- **Neut**（好中球），**Lymph**（リンパ球），**Mono**（単球），**Eo**（好酸球），**Baso**（好塩基球）
  白血球分画 …………………………………………………………… 10

  CASE ❶ 急性期脳出血患者に肺炎が合併した症例 ……………………… 12

- **RBC**（赤血球）・**Ht**（ヘマトクリット）　貧血や脱水を反映 ……………… 14
- **Hb**（ヘモグロビン）　　貧血の程度，酸素運搬能の低下を反映 …………… 16
- **MCV**，**MCH**，**MCHC**（赤血球恒数）　貧血の種類 ……………………… 18
  貧血と起立性低血圧 …………………………………………………… 20
  起立性低血圧の機序 …………………………………………………… 21

  CASE ❷ 右大腿骨頸部骨折，大腿骨頭置換術後に貧血を呈した症例 …… 22

- **PLT**（血小板）　　血栓リスクと出血傾向を反映 …………………………… 24
- **PT，APTT**（プロトロンビン時間，活性化部分トロンボプラスチン時間）
  血栓リスクと出血傾向を反映 …………………………………… 26
- **FDP**（フィブリン分解物）・**D-dimer**　血栓を反映 ………………………… 28
  深部静脈血栓症と肺血栓塞栓症 ……………………………………… 30
  播種性血管内凝固症候群（DIC） ……………………………………… 31

  CASE ❸ 脳梗塞後深部静脈血栓を認めた症例 …………………………… 32

3章 肝・胆・腎・膵系の検査データを読み解きリハに活かす　　　　　　　　加茂智彦

- **BUN**（尿素窒素）　　腎機能を反映 ………………………………………… 34
- **Cr**（血清クレアチニン）　腎機能を反映 ……………………………………… 36
- **eGFR**（推算糸球体濾過量）　腎機能を反映 ………………………………… 38
- **UA**（血清尿酸）　　痛風を反映 ……………………………………………… 40
- **Bil**（血清ビリルビン）　肝機能を反映 ……………………………………… 42
- **AST，ALT**（アスパラギン酸アミノトランスアミナーゼ・アラニンアミノトランスアミナーゼ）
  肝機能を反映 …………………………………………………… 44

- **ChE** (コリンエステラーゼ)　　　　肝機能を反映 ･････････････････････････････････ 46
    　　肝機能の移り変わりと運動負荷 ･･ 48

CASE ❹ 脂肪肝の症例 ･･ 50

- **γ-GTP** (γ-グアノシン三リン酸)　　肝機能を反映 ･････････････････････････････････ 52
- **CK** (クレアチンキナーゼ)　　　　筋の状態を反映 ･････････････････････････････････ 54
- **心筋マーカー** (トロポニン, H-FABP)　心臓の状態, 腎機能を反映 ･･････････････････････ 56
- **アミラーゼ, リパーゼ**　　　　　　膵臓機能を反映 ･････････････････････････････････ 58

4章 タンパク・酵素系の検査データを読み解きリハに活かす　　　　　　　加茂智彦

- **CRP** (C反応性タンパク)　　炎症を反映 ･･ 60
    　　慢性炎症について ･･ 62
- **PCT** (プロカルシトニン)　　感染を反映 ･･･ 64
- **TP** (総タンパク)　　　　　　栄養状態を反映 ･･････････････････････････････････････ 66
- **Alb** (アルブミン)　　　　　　栄養状態を反映 ･･････････････････････････････････････ 68

CASE ❺ 介護老人保健施設に入所している要介護高齢者の症例 ･････････････････ 70

- **Tf, TTR** (トランスフェリン, トランスサイレチン)　栄養状態を反映 ･･･････････････････ 72
    　　栄養状態を反映する指標と半減期 ･･ 74
- **LDH** (乳酸脱水素酵素)　　　　障害臓器の予測 ････････････････････････････････････ 76
- **ALP** (アルカリフォスファターゼ)　障害臓器の予測 ････････････････････････････････ 78

5章 糖質・脂質系の検査データを読み解きリハに活かす　　　　　　　　鈴木啓介

- **HbA1c** (ヘモグロビンエーワンシー)　血糖コントロールを反映 ････････････････････････ 80
- **BS** (血糖値)　　　　　　　　　糖代謝異常を反映 ･･････････････････････････････････ 82

CASE ❻ 生活習慣病を背景とした2型糖尿病症例 ･･････････････････････････････ 84

- **TC** (総コレステロール)　　　動脈硬化, 脂質代謝異常, 栄養状態を反映 ････････････････ 86
- **HDL-C** (高比重リポタンパクコレステロール)　動脈硬化, 脂質代謝異常を反映 ･･･････････ 88
- **LDL-C** (低比重リポタンパクコレステロール)　動脈硬化, 脂質代謝異常を反映 ･･･････････ 90
- **TG** (中性脂肪)　　　　　動脈硬化, 脂質代謝異常を反映 ･････････････････････････････ 92

6章 ミネラル・血液ガスデータを読み解きリハに活かす　　加茂智彦

- **Na**（血清ナトリウム）　　脱水を反映 …… 94
- **K**（血清カリウム）　　ミネラルを反映 …… 96
- **Ca**（血清カルシウム）　　ミネラルを反映 …… 98
- **Fe**（血清鉄）　　貧血を反映 …… 100
- **Mg**（血清マグネシウム）　　ミネラル，腎機能，栄養状態を反映 …… 102
- **PaO$_2$，SaO$_2$**（動脈血酸素分圧，動脈血酸素飽和度）　　血液ガスを反映 …… 104
- **PaCO$_2$**（動脈血二酸化炭素分圧）　　血液ガスを反映 …… 106

CASE ❼ デイサービスに通う慢性閉塞性肺疾患（COPD）の症例 …… 108

- **酸塩基平衡**　　血液ガスを反映 …… 110

7章 ホルモン系の検査データを読み解きリハに活かす　　鈴木啓介

- **TSH**（甲状腺刺激ホルモン）　　甲状腺の機能を反映 …… 112
- **FT$_3$，FT$_4$**（甲状腺ホルモン）　　甲状腺機能亢進を反映 …… 114
- **ACTH**（副腎皮質刺激ホルモン）　　ステロイド分泌状態を反映 …… 116
- **レニン，アルドステロン**　　血圧を反映 …… 118
- **CPR**（Cペプチド）　　膵臓からのインスリンの分泌機能を反映 …… 120
- **BNP**（脳性ナトリウム利尿ペプチド）　　心負荷を反映 …… 122

CASE ❽ 心不全急性増悪症例 …… 124

8章 尿の検査データを読み解きリハに活かす　　加茂智彦

- **尿量**　　脱水，腎機能を反映 …… 126
- **尿比重**　　脱水，腎機能を反映 …… 128
- **尿タンパク**　　腎機能・栄養状態を反映 …… 130
- **尿糖**　　糖尿病，腎機能を反映 …… 132

9章 腫瘍マーカーの検査データを読み解きリハに活かす　　鈴木啓介

- **腫瘍マーカー** …… 134
- **CEA**（がん胎児性抗原）　　消化器を中心に広範囲のがんを反映 …… 138
- **CA19-9**（糖鎖抗原19-9）　　膵臓がん，胆道がんを反映 …… 139

CASE ❾ 直腸がんから血球減少を生じた症例 …… 140

- **AFP**（α-胎児型タンパク）　　肝細胞がんを反映 …… 142

- **PIVKA-Ⅱ** (ビタミンK依存性凝固因子前駆体)　肝細胞がんを反映 …………………………………… 144
- **CYFRA** (サイトケラチン19フラグメント)　　肺がんを反映 …………………………………………… 145
- **SCC** (扁平上皮がん関連抗原)　子宮頸がん，頭頸部がんを反映 ……………………………………… 146
- **CA15-3** (糖鎖抗原15-3)　婦人科がんを反映 ………………………………………………………… 147
- **CA125** (糖鎖抗原125)　婦人科がんを反映 …………………………………………………………… 148
- **SLX** (シアリルLewis X-i 抗原)　肺がん，卵巣がんを反映 …………………………………………… 149

    CASE ❿ 乳がんから骨転移を生じた症例 ………………………………………………… 150

- **PSA** (前立腺特異抗原)　前立腺がんを反映 …………………………………………………………… 152

10章 免疫系の検査データを読み解きリハに活かす　　鈴木啓介

- **Ig** (免疫グロブリン)　感染症，アレルギー疾患，腫瘍を反映 ………………………………………… 154
- **RF，MMP-3** (リウマトイド因子，マトリックスメタロプロテアーゼ-3)
    　　　　　　　関節リウマチを反映 …………………………………………………………………… 156
- **ANA** (抗核抗体)　自己免疫疾患を反映 ………………………………………………………………… 158
- **$β_2$-MG** ($β_2$-ミクログロブリン)　間質性腎炎，尿細管障害，腎不全を反映 ……………………… 160
- **MPO-ANCA，PR3-ANCA** (抗好中球細胞質抗体)　多発血管炎を反映 ……………………………… 162

    CASE ⓫ 急速進行性糸球体腎炎により透析導入となった症例 ……………………………… 164

索引 …… 166

検査値一覧

検査項目	基準値	ページ
ACTH	4.4〜52 pg/mL	116
AFP	10.0 ng/mL以下	142
Alb	4.1〜5.1 g/dL	68
ALP	106〜322 U/L	78
ALT	7〜42 U/L	44
ANA	40倍未満	158
APTT	26.0〜38.0秒	26
AST	13〜30 U/L	44
band	2〜14%(100〜1,200/μL)	10
Baso	0〜5%(0〜100/μL)	10
BNP	18.4 pg/mL以下	122
BS	73〜109 mg/dL	82
BUN	8.0〜20.0 mg/dL	34
$β_2$-MG	血中：1.0〜1.9 mg/L 尿中：250μg/L以下	160
Ca	8.8〜10.1 mg/dL	98
CA125	35.0 U/mL以下	148
CA15-3	27.0 U/mL以下	147
CA19-9	37.0 U/mL以下	139
CEA	5.0 ng/mL以下	138
ChE	男性：240〜490 U/L 女性：200〜420 U/L	46
CK	男性：60〜250 U/L 女性：40〜150 U/L	54
CPR	血清：0.8〜2.5 ng/mL 蓄尿：22.8〜155.2 μg/日	120
Cr	男性：0.6〜1.1 mg/dL 女性：0.4〜0.8 mg/dL	36
CRP	0.14 mg/dL以下	60
CYFRA	3.5 ng/mL以下	145
D-Bil	0.0〜0.3 mg/dL	42
D-dimer	1.0 μg/mL以下	28
eGFR	60 mL/分/1.73m^2以上	38
Eo	1〜5%(40〜450/μL)	10
FDP	5.0 μg/mL以下	28
Fe	40〜188 μg/dL	100
FT_3	2.1〜4.1 pg/mL	114
FT_4	1.0〜1.7 ng/dL	114
γ-GTP	男性：13〜64 U/L 女性：9〜32 U/L	52
H-FABP	5.0 ng/mL以下	56
Hb	男性：13.7〜16.8g/dL 女性：11.6〜14.8 g/dL	16
HbA1c	4.9〜6.0 %(NGSP値)	80
HDL-C	男性：38〜90 mg/dL 女性：48〜103mg/dL	88
Ht	男性：40.7〜50.1% 女性：35.1〜44.4%	14
I-Bil	0.1〜0.8 mg/dL	42
IgA	93〜393 mg/dL	154
IgD	13.0 mg/dL以下	154
IgE	250 IU/mL以下	154
IgG	861〜1,747 mg/dL	154
IgM	男性33〜183 mg/dL 女性50〜269 mg/dL	154

検査項目	基準値	ページ
K	3.6〜4.8 mEq/L	96
LDH	124〜222 U/L	76
LDL-C	65〜163 mg/dL	90
Lymph	20〜50%(1,500〜4,000/μL)	10
MCH	27.5〜33.2pg	18
MCHC	31.7〜35.3g/dL	18
MCV	83.6〜98.2 fL	18
Mg	1.8〜2.7 mg/dL	102
MMP-3	男性：36.9〜121.0 ng/mL 女性：17.3〜59.7 ng/mL	156
Mono	2〜10%(100〜900/μL)	10
MPO-ANCA	3.5 U/mL未満	162
Na	138〜145 mEq/L	94
Neut	40〜70%	10
$PaCO_2$	35〜45 Torr	106
PaO_2	80〜100 Torr	104
PCT	0.50 ng/mL未満	64
pH	7.35〜7.45	110
PIVKA-II	40.0 mAU/mL未満	144
PLT	15〜35×10^4/μL	24
PR3-ANCA	2.0 IU/mL未満	162
PSA	4.0 ng/mL以下	152
PT	10.0〜13.0秒	26
RBC	男性：4.35〜5.55×10^6/μL 女性：3.86〜4.92×10^6/μL	14
RF	定性：陰性(−) 定量：20 IU/mL未満	156
SaO_2	95%以上	104
SCC	1.5 ng/mL以下	146
seg	40〜60%(2,000〜6,800/μL)	10
SLX	38.0 U/mL以下	149
T-Bil	0.2〜1.0 mg/dL	42
TC	142〜248 mg/dL	86
Tf	190〜320 mg/dL	72
TG	男性：40〜234 mg/dL 女性：30〜117mg/dL	92
TP	6.6〜8.1 g/dL	66
TSH	0.4〜4.0 μIU/mL	112
TTR(PA)	16〜40mg/dL	72
UA	男性：3.7〜7.8 mg/dL 女性：2.6〜5.5 mg/dL	40
WBC	3.3〜8.6×10^3/μL	8
アミラーゼ	40〜130 U/L	58
アルドステロン	36〜240 pg/mL	118
心筋トロポニンT	0.10 ng/mL以下	56
尿タンパク	150 mg/日以下(比濁法・比色法),陰性(−)または偽陰性(±)(試験紙法)	130
尿糖	定性：陰性(−) 定量：100mg/日以下(蓄尿)	132
尿比重	1.015〜1.025	128
尿量	1,000〜1,500 mL/日	126
リパーゼ	5〜35 U/L	58
レニン活性	0.5〜2.0 ng/mL/hr	118

単位一覧

測定項目	10の整数乗単位
質量	pg (0.001ng)：ピコグラム
	ng (0.001μg)：ナノグラム
	μg (0.001mg)：マイクログラム
	mg (0.001g)：ミリグラム
	kg (1000g)：キログラム
体積	fL (0.001pL)：フェムトリットル
	pL (0.001nL)：ピコリットル
	nL (0.001μL)：ナノリットル
	μL (0.001mL)：マイクロリットル
	mL (0.001L)：ミリリットル
	dL (0.1L)：デシリットル
濃度	ng/mL：ナノグラムパーミリリットル
	μg/mL：マイクログラムパーミリリットル
	mg/dL：ミリグラムパーデシリットル
	ng/dL：ナノグラムパーデシリットル
	g/dL：グラムパーデシリットル
	mEq/L：ミリイクイバレントパーリットル
	mmol/L：ミリモルパーリットル
	U/L：ユニットパーリットル
	IU/L アイユーパーリットル
	μIU/mL：マイクロアイユーパーミリリットル
	％（百分率）：パーセント
	‰（千分率）：プロミリ
	ppm（百万分率）：ピーピーエム
圧	Torr：トール
	Osm：オスモル
	mOsm：ミリオスモル
	mmHg：ミリメートルエイチジー
	cmH$_2$O：センチメートルエイチツーオー
	mmH$_2$O：ミリメートルエイチツーオー
	Pa：パスカル
	kPa：キロパスカル
長さ	Å（0.0001μm）：オングストローム
	nm（0.001μm）：ナノメートル
	μm（0.001mm）：マイクロメートル
	mm（0.001m）：ミリメートル

1章　まずは**検査値の基本**を知ろう

2章　**血液・凝固系**
　　　の検査データを読み解きリハに活かす

3章　**肝・胆・腎・膵系**
　　　の検査データを読み解きリハに活かす

4章　**タンパク・酵素系**
　　　の検査データを読み解きリハに活かす

5章　**糖質・脂質系**
　　　の検査データを読み解きリハに活かす

6章　**ミネラル・血液ガス**
　　　データを読み解きリハに活かす

7章　**ホルモン系**
　　　の検査データを読み解きリハに活かす

8章　**尿**の検査データを読み解きリハに活かす

9章　**腫瘍マーカー**
　　　の検査データを読み解きリハに活かす

10章　**免疫系**
　　　の検査データを読み解きリハに活かす

第1章 | まずは検査値の基本を知ろう

検査値の使い方

検査値から何を知ることができるか

　身体の内部で起きている異変（正常からの逸脱）は目で見てわかるものもあれば，見えないものもあります。検査値は体内で起きている変化や異常をみることができる，いわば透視眼鏡のようなものです。リハビリテーション（リハ）スタッフは検査値から診断をすることはありませんが，検査値の数値をしっかりと解釈することで，リハを行うときの大きな助けになることは間違いありません。患者のカルテや報告書を見る際には検査値も必ず見る癖をつけるとよいでしょう（図1）。

図1　検査値をみる意味

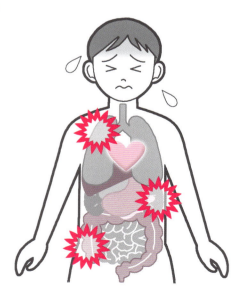

検査値をどのように使うか

1. リハビリテーションの可否を判断する

　まずリハを行う際の注意として，リハには中止基準が設けられているということです。血圧や脈拍のほかに検査値のなかにも中止基準となるものがあります。例えば，がん患者に対するリハの中止基準はヘモグロビン(Hb) 7.5 g/dL以下，血小板(PLT) $2×10^4$ /μL以下，白血球(WBC) 3,000 /μL以下と定められています。医師からの指示だけでなく，リハスタッフも検査値を読み解き，リスクを管理する必要があります。中止基準を逸脱している患者に対してリハを施行する際には，医師への確認や本人，家族などへの説明と同意が必要になりますので，くれぐれも自己判断で行うことのないように注意しましょう(図2)。

図2　検査値が中止基準を逸脱していた場合

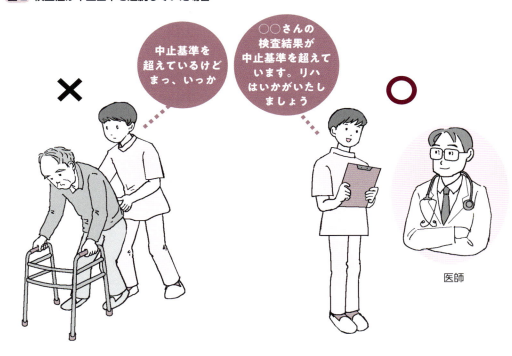

2. リハビリテーション時の負荷量を判断する

　検査値のなかには中止基準とまではならなくとも，リハ時の負荷量を調節するために必要なマーカーとして役立つものが多くあります。例えば，CRPなどは体内の炎症状態を反映していますので，高値の場合は負荷量を下げ，低値の場合は負荷量を上げるなど，CRPの動きに合わせて介入方法を変更させることが重要となります。

Hb：hemoglobin，PLT：platelet，WBC：white blood cell，CRP：C-reactive protein(C反応性タンパク)

3. リハビリテーションの効果を判定する

　検査値は目に見えない身体の内部を映し出します。リハによって，体内へ生じた効果の善し悪しを判断する材料となります。例えば，脂質異常症の患者に対して運動療法を行った際，体重が減少していない場合でも，中性脂肪などが低下していたのであれば，体内（脂質代謝異常）が改善傾向であると判断できるでしょう（図3）。

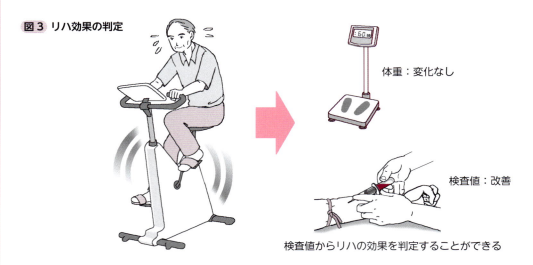

図3　リハ効果の判定

体重：変化なし

検査値：改善

検査値からリハの効果を判定することができる

検査値をどのようにみるのか

1. 基準値からの逸脱（程度の解釈）

　各検査値には基準範囲が設けられており，これは健康な人であれば95％の人が範囲内に含まれるといった意味です。個人差がありますので，基準範囲を少しでもはずれたらすぐに異常と考えるよりも，基準範囲から大きくはずれた数値に着目するとよいでしょう。また，数値の大きさが異常の程度を示すものが多いので，項目ごとに意味のある数値を頭に入れておくと，リハ時の負荷量の見直しやリハの中止の判断につながります（図4）。

　また，検査値の中には"パニック値"とよばれる数値があります。これはただちに治療を開始しなければ生命が危険な状態であることを示す異常値です。従って，検査値がパニック値を示している場合は，リハを中止するか，極めて強度の弱い介入が望ましい場合が多いです。パニック値は統一された

図4　程度の解釈

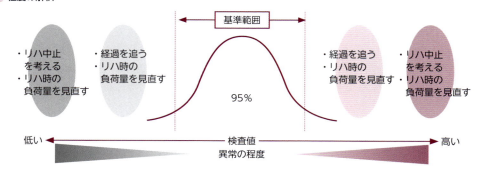

ものはなく，本書でも禁忌としてパニック値を示している項目もありますが，あくまでも目安として考えてください．パニック値は各施設で定めている場合が多いですので，必ず自施設のパニック値を確認しておきましょう．

2．時系列的な変化を追う（変化の解釈）

検査値は常に変動しており，患者の体内情報をリアルタイムで提供してくれます．検査値の変化を追うことで，患者の状態（障害臓器）が改善傾向なのか，増悪傾向なのか判断できます．時系列的な変化を理解することで，根拠をもった負荷量の調節が行えるようになります（図5）．

図5 時系列変化の解釈

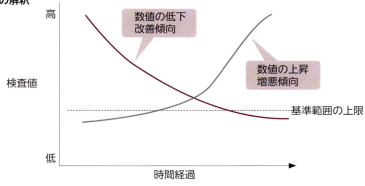

3．複数の検査値を合わせて考える

検査値には，体内で異常が生じてからすぐに反応するものもあれば，ゆっくりと反応するものもあります．また，臓器の障害の程度を表すものや，臓器の機能を表すものなどがあるため，1つの検査値だけを見るのではなく，複数の検査値を組み合わせて解釈することで，より詳しい体内の情報を得ることができます（図6）．

図6 検査値による反応速度の違い

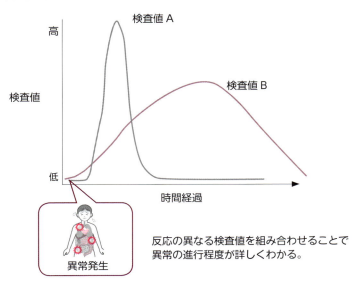

反応の異なる検査値を組み合わせることで異常の進行程度が詳しくわかる．

検査値をいつ見るか

　検査値は患者へ介入する前に見ることが基本です。検査値から読み取れる内容を解釈して，治療に活かす必要があるからです。急性期では頻度が高く測定されますので，毎日チェックするようにしましょう。また回復期や生活期では頻度は低いですが，検査値を読み解き患者の体内状況を予測することで，フィジカルアセスメントが行いやすくなります。貴重な患者の情報ですので，最大限に活用して，リハに活かしましょう。

検査値を見る際の注意点

1．検査値は施設によって異なる

　検査値の結果は使用する試薬や機器によって変化します。また，基準範囲の求め方がさまざまな方法で定められてきたこともあり，施設によって基準範囲が異なります。本書では，2014年に日本臨床検査標準協議会 基準範囲共用化委員会が作成した基準範囲を参考とし，記載のないものは多くの参考書で使用されている代表的な数値を記載しています。必ず，自分の勤めている施設の基準範囲を理解するようにしてください。

2．検査値だけで判断しない

　患者の状態を知るためには検査値だけでは見えない部分も多くあります。患者をアセスメントする際には事前に，医師の指示（安静度），看護師，他部門のカルテ記載や画像所見，生理検査所見，日常のバイタル，食事摂取状況，服薬状況なども併せて確認する必要があります。また，患者の既往歴や生活歴などの問診や，フィジカルアセスメントを丁寧に行うことで，患者の状態がより詳しく理解できるでしょう。さまざまな情報をつなげ，理解することができれば患者へ最大限に効果が出る介入方法を選択することができます（図7）。

図7 時系列変化の解釈

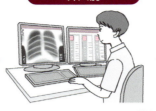
介入前

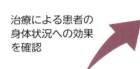
治療による患者の身体状況への効果を確認

介入中・後
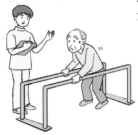

患者の身体状況の予測

介入直後
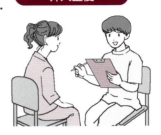

検査値以外のカルテからの情報
安静度・検温板・他部門からの情報・画像所見・生理検査所見・食事摂取・服薬など……

リスクの解釈
治療プログラムの立案・修正

治療中の患者の情報
バイタルサイン変化・主観的な評価（疲労・疼痛・苦しさ）

患者からの情報と評価
既往歴・生活歴・バイタルサイン（血圧・脈拍・呼吸数など）・各フィジカルアセスメント

検査値を見る際の注意点

　検査値は医師や看護師などの他職種と患者について情報共有するときに共通言語となります。例えば，介入前に看護師から情報収集する際には，
リハスタッフ「○○さん昨日よりもヘモグロビンが低下していますが，貧血症状は出ていませんか」
看護師「今朝トイレに行きましたが，ふらつきはありませんでしたよ」
のように検査数値から読み取った情報を元に患者の情報共有ができ，リハに活かすことができます。また，カンファレンスでもリハに影響しうる検査値（異常値）があれば，積極的に発言し，医師や看護師と共通認識をもつことで患者の治療もスムーズに進みます。

第2章｜血液・凝固系の検査データを読み解きリハに活かす

白血球 WBC

感染症，炎症，骨髄異常を反映

WBC：white blood cell

高値
- 感染症（肺炎，尿路感染症，術後感染）
- 白血病
- 心筋梗塞
- 血管炎

基準値　3.3〜8.6×10³ /μL

低値
- 抗がん剤服薬（骨髄の働き抑制）
- 放射線治療
- 悪性リンパ腫
- 再生不良性貧血（骨髄の働き抑制）

産生のメカニズム

WBCは骨髄にある造血幹細胞から生成され，好中球，好酸球，好塩基球，リンパ球，単球の5種類に分けられます（図1）。小児や幼児には成人よりも多くのWBCが存在しています（およそ6.0〜10.0×10³/μL）。

図1　WBCの分化と種類

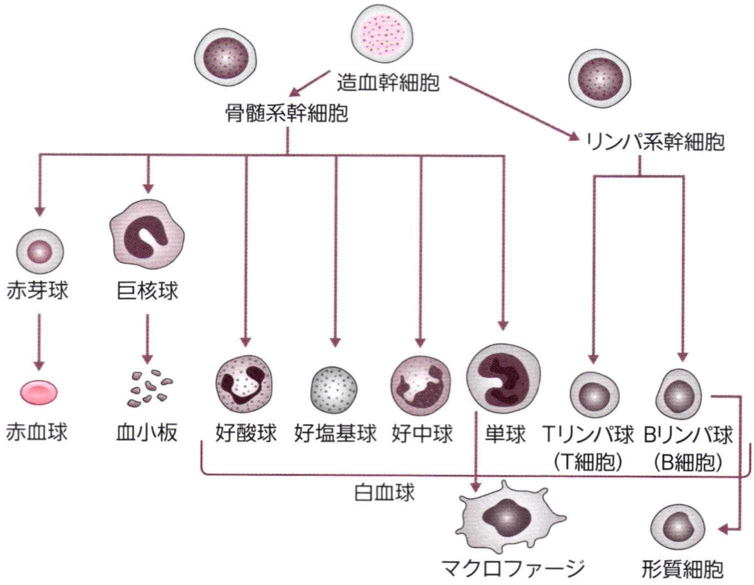

造血幹細胞 → 骨髄系幹細胞，リンパ系幹細胞

骨髄系幹細胞：赤芽球（→赤血球），巨核球（→血小板），好酸球，好塩基球，好中球，単球（→マクロファージ）

リンパ系幹細胞：Tリンパ球（T細胞），Bリンパ球（B細胞）（→形質細胞）

白血球：好酸球，好塩基球，好中球，単球，Tリンパ球，Bリンパ球

WBC の役割

WBCは体内へ侵入してきた異物や細菌を消化分解し，身体の防御機能としての免疫を担当します。また，腫瘍細胞や寿命を迎えた細胞を排除する役割もあります。がんに対する化学療法では骨髄抑制が生じてWBCが減少することがあります。

リハ視点での解釈

高値

✓ 感染，炎症時による状態を確認しましょう。

- 外傷だけでなく，さまざまな感染症で高値を示すため，その他の検査値や画像所見と合わせて感染源を確認しましょう。高齢者では肺炎が多く，尿道バルーン留置の患者では尿路感染が生じる可能性があります（図2）。
- 炎症の状態についてはCRPと合わせて考えましょう（p.60参照）。
- 介入時には炎症所見（発赤，腫脹，熱感，疼痛）を必ず評価しましょう。
- ※手術後の48時間以内の発熱は感染症との関係が少なく，5日目以降の発熱は90%が感染症が原因です。

Dr's コメント
白血球数の増減を確認し，疾患・病態にあわせてリハを行いましょう。

図2 さまざまな感染経路

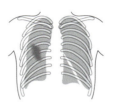
画像から肺炎などの感染症を確認

ほかの検査値から他臓器の感染症を確認

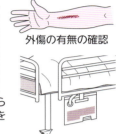
外傷の有無の確認

留置バルーンが濁っていないか（尿路感染）の確認

低値

✓ 感染させないように注意して介入しましょう。
（※3,000/μL以下で感染リスクが増加　※1,000/μL以下で骨髄の異常の可能性）

- 咳や痰，熱発など感冒症状はないですか。
- 食事摂取できているか確認しましょう。

検査値活用術　リハへの活かし方

禁忌ですよ！
高値：20,000/μL以上
低値：1,500/μL
がんリハ：3,000/μL以下
※上記に当てはまる場合は必ず医師に相談しましょう。

炎症時のリハについて
- 疼痛を伴う場合が多いため，患者の訴えを傾聴しながら低強度の運動から行います。
- 炎症に伴いタンパクを消耗するため，過負荷の運動は避け，WBCが正常化し始めた段階で負荷量を上げていきます。
- 食欲が低下する患者が多いため，症状に合わせて食事摂取が行える環境を整えます。
  ※疼痛：冷却による処置，肺炎：排痰や口腔ケア，易疲労性：食事前に過度な運動を避ける，など

この検査もチェック！
・CRP ➡ p.60
・Alb ➡ p.68

易感染性時の介入の注意点
- 介入前には必ず手洗いうがいをし，自分が感染源にならないように注意しましょう。
- 必要に応じて手袋やガウンなどを着用しましょう。
- 患者の部屋から出てリハを行う場合（リハ室に連れて行くなど）は，患者にもマスクを着用してもらい，リハ後は必ず手洗いうがいをしてもらいましょう。
- 過負荷の運動は免疫を低下させるため，機能維持やADL維持に努めましょう。

ADL：activities of daily living

参考文献　1）髙木　康（編）：標準臨床検査医学 第4版. 医学書院. 2013.
2）野口善令（編）：診断に自信がつく検査値の読み方教えます！ 羊土社, 2013.

第2章 | 血液・凝固系の検査データを読み解きリハに活かす

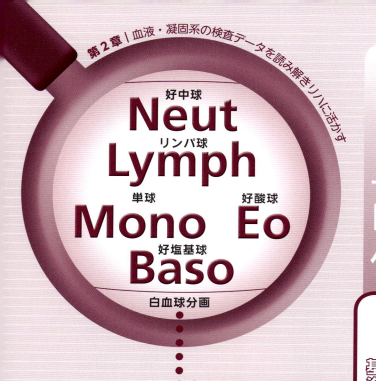

好中球 Neut
リンパ球 Lymph
単球 Mono **好酸球** Eo
好塩基球 Baso
白血球分画

Neut：neutrophil
band：neutrophil band form（好中球桿状核球）
seg：neutrophil segmented form（好中球分葉核球）
Lymph：lymphocyte
Mono：monocyte
Eo：eosinophil
Baso：basophil

高値

Neut or Seg
急性感染症，悪性腫瘍，外傷，心筋梗塞，関節炎
Lymph
ウイルス感染，リンパ性白血病
Mono
結核，感染性心内膜炎，麻疹
Eo
アレルギー疾患（アトピー性皮膚炎，気管支喘息など）
Baso
慢性骨髄性白血病

基準値

Neut：40〜70%
　　band：2〜14%（100〜1,200 /μL）
　　seg：40〜60%（2,000〜6,800 /μL）
Lymph：20〜50%（1,500〜4,000 /μL）
Mono：2〜10%（100〜900 /μL）
Eo：1〜5%（40〜450 /μL）
Baso：0〜5%（0〜100 /μL）
（　）内は絶対数

低値

Neut or Seg
ウイルス感染（骨髄での産生低下），全身性エリテマトーデス（末梢での破壊），抗がん剤
Lymph
感染症（結核，HIV）

好中球産生のメカニズム

　好中球は造血幹細胞から複数回の分化成熟をしながら，核が湾曲した桿状核球とよばれる段階になると，完成した好中球と認識されます。さらに成熟が進み，核の形が複数に分かれた分葉核球となると，好中球の分化の最終成熟段階となります（図1）。血液内には好中球のなかでも分葉核球が多く存在しており，骨髄内でも貯蓄されています。血液内の好中球の寿命は数時間〜1日といわれています。炎症などで多量の好中球が必要になった場合，骨髄に貯蓄された貯蔵プールから多量に血液内へ投与されます（図2）。好中球の主な役割は，細菌類への接触から貪食を行い殺菌することです。
　激しい運動やストレスでも血液内の好中球が増加しますが，これはカテコラミンに反応し血管壁などにある辺縁プールとよばれる場所から貯蓄されていた好中球が血液内に移動するためです。

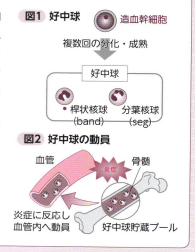

図1 好中球
造血幹細胞
複数回の分化・成熟
好中球
桿状核球（band）　分葉核球（seg）

図2 好中球の動員
血管　骨髄
炎症に反応し血管内へ動員　好中球貯蔵プール

HIV：human immunodeficiency virus

検査値活用術　リハへの活かし方

> **Dr's コメント**
> 白血球数の増減がある場合は，必ず分画を確認し，病態を把握する必要があります。

Neut or Seg
- 7,500/μL以上で感染症の可能性が強く疑われるため，炎症時の身体変化に注意して介入しましょう。
- 500/μL以下では感染症のリスクが非常に高いため，患者室内でリハを行います。

Lymph
4,000/μL以上でウイルス感染が強く疑われ，低値では結核やHIV感染が疑われるため，感染症対策を万全にして介入しましょう。

Mono
高値では結核やその他感染症が疑われるため，熱発や咳などの症状が出ていないか確認します。

Eo
700/μL以上でアレルギー疾患が疑われるため，皮膚からの出血や喘息症状の有無などを評価します。

Baso
臨床的意義は大きくありませんが，慢性骨髄性白血病で高値を示す場合があるため，貧血症状の確認が必要です。

禁忌ですよ！ Neutまたはsegが前回検査よりも大幅に上昇した場合

この検査もチェック！
CRP → p.60
Alb → p.68

薬剤これだけはチェック！
ステロイド系抗炎症薬（プレドニン®など）：NeutあるいはSeg上昇

WBCとCRPの関係について

WBCは感染により上昇し，CRPはさまざまな炎症によって上昇します。どちらも身体にダメージが生じた際に上昇する大切なマーカーですが，感染症を考えたときには両者の動きにタイムラグが生じます（図3）。従って感染症の場合CRPが低値であったとしてもWBCよりも遅れてCRPが上昇してきますので，CRPだけをみて"炎症がないから大丈夫"といって介入するのは危険です。しっかりとWBCの動きも確認して，CRPがピークアウトした時点で負荷量を上げていくようにしましょう（表1）。

図3　WBCとCRPの時系列変化

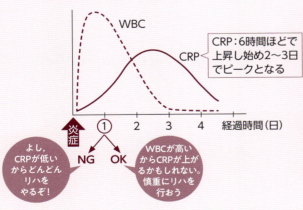

表1　WBCとCRPの関係から予測できること

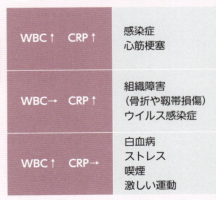

| 補足 | ピークアウト：数値が頂点に達して，減少し始めること

参考文献
1) 近藤健：好中球の増加．日本医事新報　4773　2015．p20-26
2) 浅野茂隆，他，監：三輪血液病学．第3版．文光堂，2006．
3) 山本慶和ほか：末梢血液における白血球目視分類の共用基準範囲の設定．医学検査，64；655-665，2015．
4) 高木　康（編）：標準臨床検査医学 第4版．医学書院，2013．

CASE 1

急性期脳出血患者に肺炎が合併した症例

基本情報：年齢80歳代，男性，身長156 cm，体重52 kg，BMI 21.3 kg/m²
診断名：脳梗塞，右片麻痺
現病歴：家人が帰宅すると居間で倒れているところを発見し，救急搬送。頭部CT画像にて視床出血が認められ入院となった。入院翌日よりリハ処方が出され介入となる。
合併症：高血圧症
投　薬：オルメサルタン（アンジオテンシンⅡ受容体拮抗薬），アムロジピン（Ca拮抗薬），フロセミド（ループ利尿薬）
食　事：経鼻経管栄養
排　泄：膀胱バルーン留置，オムツ着用
バイタルサイン：リハ開始時 BP 156/86 mmHg，Pulse 98 bpm，SpO₂ 96%
　　　　　　　　　3日後 BP 148/87 mmHg，Pulse 92 bpm，SpO2 97%
意識状態：JCS Ⅱ-10，GCS G3C4V6
検査値：表1

表1 検査値とリハ

検査値	リハ開始時	3日後	5日後
WBC（×10³ /μL）	7.8	12.5 H	6.7
RBC（×10⁶ /μL）	5.07	4.80	4.98
Hb（g/dL）	14.8	11.3 L	12.4 L
D-dimer（μg/mL）	0.8	0.7	0.7
BNP（pg/mL）	19.4 H	43.3 H	16.2
AST（U/L）	19	26	28
ALT（U/L）	22	30	32
γ-GTP（U/L）	10	9	28
Cr（mg/dL）	1.21 H	1.40 H	1.12
Alb（g/dL）	4.2	3.4 L	3.1 L
CRP（mg/dL）	0.4	12.7 H	6.5 H
尿タンパク	(−)	(−)	(−)
※リハ介入	離床・嚥下練習開始	離床・嚥下練習中止 排痰・廃用予防	離床・嚥下練習再開

※ H：基準値よりも高値　L：基準値よりも低値

その他検査：
リハ開始時：胸部X線検査。両肺野正常。
3日後：胸部X線検査。右下部肺野に浸潤影あり。

5日後：胸部X線検査。右下部肺野に浸潤影減少。

① リハ開始時に考えられること
- BNPとCrが基準値よりやや高値を示し，心機能と腎機能の低下が考えられるため，呼吸状態，下腿浮腫や体重変化などを必ず確認します。
- その他，血球データや内臓機能の生化学データも異常なく，離床は可能と考えます。
- 意識状態がやや傾眠傾向のため，離床時にはバイタルサインをこまめに測定し，離床に伴うバイタル変動や意識状態の変化に注意しましょう。

② 3日後の検査値データから起きたイベントを予測し介入方法の変更を行う
- WBC，CRPの上昇を認め，感染や炎症が疑われます。
- AST，ALT，γ-GTPは正常であり消化器系の炎症の可能性は低く，尿タンパク陰性であることから，泌尿器系の炎症も可能性は低いと考えます。
- 胸部X線検査は「右下部肺野に浸潤影あり」を示し，誤嚥性肺炎の特徴を示しています。
- 上記から誤嚥性肺炎発症を考え，積極的な離床と嚥下練習は一時中止し，排痰やポジショニング（端座位含む）を行い，肺炎改善へのアプローチと廃用予防を実施します。

※プログラムを中止変更するときは必ず医師に相談しましょう。

③ 5日後から負荷量を考える
- CRPは基準値よりも高値を示していますが，ピークアウトしておりWBCも低下していることから炎症は改善傾向と考えられます。
- 胸部X線検査でも改善が認められてきており，再び離床や嚥下練習を開始していきましょう。
- 離床時や嚥下練習時にはフィジカルアセスメントを行い，痰が認められるようであれば排痰・吸引を実施してから行うようにします（図1）。

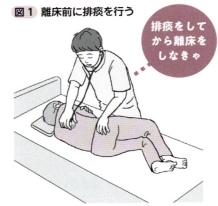

図1 離床前に排痰を行う

排痰をしてから離床をしなきゃ

● 脳卒中と誤嚥性肺炎
　脳卒中患者の約50％に嚥下障害が発症するといわれており，誤嚥性肺炎を合併する患者は約20％と報告されています。また，嚥下障害は脳卒中発症から数週間で改善を示すことや，入院後72時間以内に誤嚥性肺炎を発症する確率が70％と高く，発症直後からの肺炎予防の必要性がさけばれています。リハスタッフも排痰，ポジショニング，口腔ケアなど積極的に肺炎予防に努めるように心がけたいですね。

| 参考文献 |
1) 前島伸一郎ほか：脳卒中に関連した肺炎：急性期リハビリテーション介入の立場からみた検討．脳卒中, 33: 52-58, 2011.
2) 馬場　尊ほか：摂食嚥下障害リハビリテーションABC Ⅱ各論1. 脳卒中. MB Med Reha, 212: 1n-182, 2017.
3) Hamdy S, et al: Recovery of swallowing after dysphagic stroke relates to function reorganization in the intact motor cortex. Gastroenterology, 115: 1104-1112,1998.

第2章｜血液・凝固系の検査データを読み解きリハに活かす

赤血球 RBC
ヘマトクリット Ht
貧血や脱水を反映

RBC：red blood cell
Ht：hematocrit

高値
- 多血症
- 脱水
- 喫煙
- ストレス

基準値
RBC
男性：4.35〜5.55×10⁶/μL
女性：3.86〜4.92×10⁶/μL
Ht
男性：40.7〜50.1 %
女性：35.1〜44.4 %

低値
- 貧血（鉄欠乏性，再生不良性，溶血性，腎性）
- 肝障害
- 出血

産生のメカニズム

　赤血球は他の血球と同様に幹細胞より分化し，前赤芽球→赤芽球→網赤血球→成熟赤血球となり，血液中に放出されます。赤血球は核をもたず，ミトコンドリアもないため，解糖系によってエネルギーを得ています。赤血球は中央が凹んだ形をしており，その構造により，①表面積が広いため効率のよいガス交換が可能，②形状を変形できるため毛細血管内も通過でき全身へ酸素の運搬が可能，③核がないためその部分にまでヘモグロビンを含むことができ多くの酸素の運搬が可能といった利点があります。赤血球の寿命はおよそ120日です。

それぞれの検査で測定しているもの（図1）
RBC：単位血液体積中の赤血球の個数
Ht：単位血液体積中の赤血球の体積の比率
Hb：単位血液体積中のヘモグロビン色素濃度（Hb量）

図1　検査で表すもの

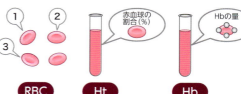

貧血について

　RBC，Ht，Hbは同じような変化をしており，減少によって貧血が生じていると考えます。またHb値は貧血の状態や程度を最も反映していますので，前回のデータと見比べることで患者の状態が予測しやすくなります。また貧血の種類を判断するものに赤血球恒数（MCV，MCH，MCHC）があり，そのなかでもMCVを参考にしてリハの進め方を考えるとよいでしょう（図2）。

図2　段階的な数値の見方
貧血かな？　どの程度かな？　何が原因かな？
RBC↓　▶　Hb　▶　MCV

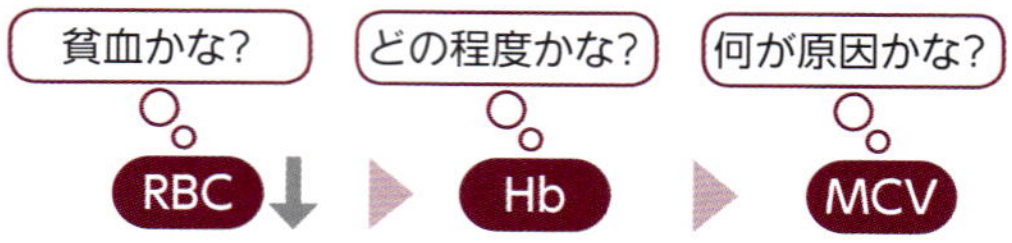

Hb：hemoglobin，MCV；mean corpuscular volume（平均赤血球容積），MCH；mean corpuscular hemoglobin（平均ヘモグロビン量），MCHC；mean corpuscular hemoglobin concentration（平均赤血球ヘモグロビン濃度）

リハ視点での解釈

高値
- ✓ 脱水の症状や姿勢変化による血圧の低下はありませんか。

低値
- ✓ 貧血の症状を確認しましょう。
  - 「顔色が悪い」，「疲れやすい」，「だるい」，「頭が重い」，「頻脈」，「息切れ」などの症状がないか確認しましょう。
  - 姿勢変化によるめまいやふらつきの増強は起こっていませんか。

検査値活用術 リハへの活かし方

禁忌ですよ！ 基準範囲から大幅な逸脱は要注意！脱水（RBC高値）により収縮期血圧が70 mmHg以下の場合は禁忌！

基準範囲よりも低値もしくは高値の場合，貧血または起立性低血圧による一過性の意識障害によって転倒が生じる可能性があるため，ゆっくりと姿勢変換を行いましょう（→ p.20, 21）。

- 臥位から座位，または座位から立位になったときにはバイタル測定や患者の意識状態に変化がないか確認しましょう（図3）。
- リハ中はバイタルチェックをこまめに行い，患者の自覚症状を注意深く評価しましょう。
- 患者にも姿勢変化時のリスクについて指導をしましょう。特に早朝やトイレ時などは姿勢変化後にすぐ動くことが多いので，しっかりと指導して転倒予防につなげてください。

図3 姿勢変化後の評価

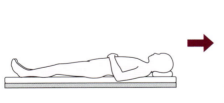
意識状態・バイタル評価

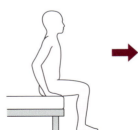
2～3分観察
意識状態・バイタル評価

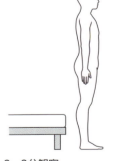
2～3分観察
意識状態・バイタル評価

この検査もチェック！
- Hb → p.16
- WBC → p.8
- PLT → p.24
- 血清鉄 → p.100
- フェリチン

薬剤これだけはチェック！
巨赤芽球性貧血になる可能性あり：フェニトイン（アレビアチン®），カルバマゼピン（テグレトール®），メトトレキサート（リウマトレックス®）
溶血性貧血になる可能性あり：トリメトプリム（バクタ®），スルバクタムナトリウム（ユナシン-S®），タゾバクタム（ゾシン®）など

| 参考文献 | 1) 高木 康（編）：標準臨床検査医学 第4版．医学書院，2013．
2) 河合 忠（監）：異常値の出るメカニズム 第7版．医学書院，2018．

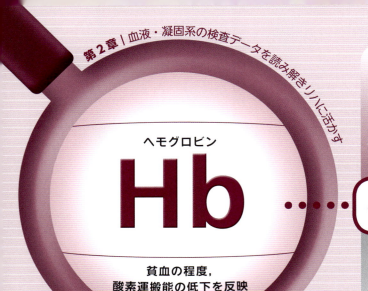

Hb：hemoglobin

Hb と SpO₂

　赤血球が赤くみえるのはHbが赤血球の血色素となっているためであり，赤血球の中にたくさん含まれています。そのHbは1分子のグロビン（タンパク質）に4分子のヘムが結合したもので，ヘムに酸素が結合します。従って，Hb 1分子では4分子の酸素を運搬することができます。

　Hbに酸素が結合した状態を酸素化Hbとよび，酸素と解離したHbを還元Hbとよびます。

$$Hb + O_2 \rightleftarrows HbO_2$$

　SpO_2はこの酸素化Hbがどの程度存在しているかを測定しており，正常であれば，95%以上存在しています。しかし，図1に示すように，Hbが減少すると酸素供給の絶対数が減少するにもかかわらずSpO_2は高値を示す場合があります。また，Hbには酸素が豊富な肺などでは酸素を放出しにくく，酸素が少ない組織では酸素を放出しやすい特徴をもっています。また，pHや体温などの影響を受けて，酸素解離曲線が変異します。特に左方偏移している場合，酸素分圧（PO_2）が低下しているにもかかわらず，SpO_2では高値を示します（図2）。従ってSpO_2だけでリスク管理すると，患者を低酸素状態にさせてしまうかもしれませんので，必ずHb量を確認しましょう。

図1 HbとSpO₂

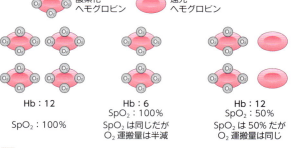

図2 酸素解離曲線と偏移

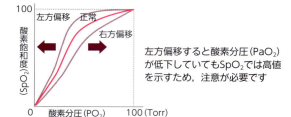

左方偏移すると酸素分圧（PaO_2）が低下していてもSpO_2では高値を示すため，注意が必要です

	pH	CO₂分圧	体温
左方偏移する因子（酸素解離し難くなる）	↑	↓	↓
右方偏移する因子（酸素解離し易くなる）	↓	↑	↑

リハ視点での解釈

低値

✓ 低酸素，貧血の症状が出ていないか確認します。
- 低酸素による症状（チアノーゼ，冷感など）に注意しましょう。
- 貧血による症状（めまい，意識障害など）は出ていませんか。
- 易疲労性に気を付けてリハを実施してください。
- 消化管からの出血がないかカルテを確認しましょう。

Dr's コメント: Hbの急激な低下は，出血などが疑われます。原因を確かめたうえでリハを行いましょう。

検査値活用術　リハへの活かし方

禁忌ですよ！
高値：20 g/dL
低値：5 g/dL
8 g/dLを下回ったら要注意！
がんリハ：7.5 g/dL 以下

低酸素による症状に注意しましょう
- 四肢のチアノーゼや冷感が生じていないか確認してください。
- Hbが低いときはSpO$_2$よりも呼吸数や心拍数を参考にしてリスク管理を行うことが重要です。
- 心拍数が上昇しやすいので120 bpmを超えないようにこまめに休憩をしましょう。
- ※Hb低下が原因の息切れに対しては酸素を投与しても各組織に運ばれないため改善は見込めません。

Hb濃度から貧血症状を予測しましょう
- Hb濃度から貧血の症状を予測してリハ開始時に必ず評価します。特に8 g/dL以下になるとリハに支障の出る症状が出現するため注意が必要です（表1）。

表1　濃度と貧血症状

Hb濃度（g/dL）	貧血症状
9～10	皮膚口唇の蒼白
8～9	心拍数増加，動悸，息切れ
7～8	頭痛，めまい，倦怠感，心拍出量低下，酸素不足，四肢冷感，思考力低下
6～7	心雑音出現
3～6	食欲不振，悪心，低体温，筋痙攣
3以下	心不全，浮腫，昏睡

易疲労性への対処
- 1回のリハの介入時間を短くして，介入頻度を高めてください。
- 休憩をこまめにとるなどの過負荷にならないような配慮が大切です。

消化管出血への対処
- カルテによって消化管からの出血が確認できる場合は，出血の程度を医師や看護師に確認します。新鮮な出血を伴う場合は中止するか，低強度のリハを行います。
- ※慢性疾患によってHbが低下した場合は症状が出ない人もいますし，一方で脱水により見かけ上Hbが正常範囲の場合もあるため，介入時のバイタルチェックや身体アセスメントは必ず行いましょう。

この検査もチェック！
RBC, Ht → p.14　　血清鉄 → p.100
PLT → p.24　　　　BUN/Cre, Alb

薬剤 これだけはチェック！
RBC(p.14)と同様

参考文献
1) 井上順一郎：がん. 理学療法ジャーナル, 51: 75-82, 2017.
2) 医療情報科学研究所（編）：病気がみえるvol.5. 血液 第2版. メディックメディア, 2017.

第2章 | 血液・凝固系の検査データを読み解きリハに活かす

平均赤血球容積 MCV
平均ヘモグロビン量 MCH
平均赤血球ヘモグロビン濃度 MCHC
貧血の種類

高値
- 大球性貧血，巨赤芽球性貧血
- 骨髄異形成症候群（MDS）

基準値
MCV ：83.6〜98.2fL
MCH ：27.5〜33.2pg
MCHC：31.7〜35.3g/dL

正常
- 正球性貧血，再生不良性貧血，溶血性貧血
- 急性出血
- 二次性貧血（炎症性疾患，慢性感染症，悪性腫瘍による慢性出血，腎性貧血など）
- 骨髄異形成症候群（MDS）

低値
- 小球性貧血，鉄欠乏性貧血
- 二次性貧血（炎症性疾患，慢性感染症，悪性腫瘍による慢性出血，腎性貧血など）

MCV：mean corpuscular volume
MCV(fL) = Ht×10/RBC
MCH：mean corpuscular hemoglobin
MCH(pg) = Hb×10/RBC
MCHC：mean corpuscular hemoglobin concentration
MCHC(%) = Hb×100/Ht

赤血球の形成と貧血

赤血球は骨髄で分化し，最終的には脱核して形成されます。分化の過程でトラブルが生じると正常に赤血球が産生されず貧血をきたします（図1）。

図1 RBCの形成と貧血の原因

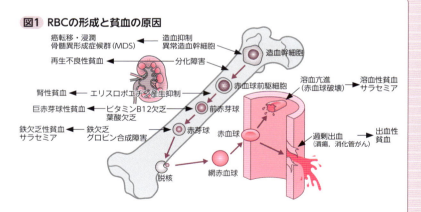

MCVをみる意味

MCVは貧血の種類を見極めるために利用されます。ただし，赤血球やHbと合わせて白血球や血小板も減少していた場合，骨髄による血球の産生低下の可能性が高いため，MCVをみる意味が薄れます。白血球や血小板が正常である場合にMCVが役立ちます。

MDS：myelodysplastic syndrome

リハ視点での解釈

高値
✓ 骨髄の異常がないか確認しましょう。
- 巨赤芽球性貧血（ビタミンB_{12}欠乏・葉酸欠乏）の場合，予後は良好であるため，治療に合わせた介入をしましょう。
- MDSの場合ほかの血球も減少するため，別の検査値もチェックしてリスク管理につなげることが大切です。

正常
✓ 出血はありませんか。
- 急性出血や溶血性貧血など緊急性が高い疾患の可能性があるため，リハが可能か医師に確認しましょう。
- 溶血性貧血の場合，予後は不良であるため，長期的治療を予測した治療計画を立てる必要があります。
- MDSの場合ほかの血球も減少するため，別の検査値をチェックすることがリスク管理につながります。

低値
✓ 貧血の原因が鉄欠乏か二次性か確認します。
- 鉄欠乏性貧血の可能性が高いため，フェリチンをチェックしましょう。鉄欠乏性貧血であれば予後は良好であるため，治療に合わせて介入してください。
- 二次性貧血の可能性も高いため，貧血の原因を確認することが重要です。

検査値活用術　リハへの活かし方

禁忌ですよ！ MCV正常で貧血を示す場合は急性出血が考えられるため医師に確認しましょう。

フェリチンを見極めてリスク管理につなげましょう

鉄欠乏性貧血は慢性出血による鉄分の喪失（消化管出血や月経），もしくは鉄分の摂取・吸収不足（胃切除，無理なダイエット）により，ヘモグロビンの産生が低下することで生じます。鉄分は血液中では血清鉄（トランスフェリンというタンパク質と結合した状態）という形で運搬され，細胞内ではフェリチンというタンパク質と結合して貯蔵されます。血清鉄が減少してくると，貯蔵されていた鉄が早期よりフェリチンから放出され，血清鉄を補充するため，血清鉄よりもフェリチンが先に減少します。従って，血清鉄が正常でもフェリチンが減少している場合は鉄欠乏性貧血に移行する可能性があるため，患者に貧血症状が出ていないか確認しながらリハを行うとよいでしょう。
フェリチン基準範囲：男性21.0〜282.0 ng/mL　女性5.0〜157.0 ng/mL

この検査もチェック！
RBC, Ht ➡ p.14　　血清鉄，フェリチン ➡ p.100
Hb ➡ p.16　　Alb ➡ p.68
PLT ➡ p.24　　BUN/Cre

薬剤これだけはチェック！
RBC(p.14)と同様

参考文献
1) 大西宏明：貧血を見る検査. 月刊薬事 58: 2064-2068, 2016.
2) 遠山 薫：血液（赤血球と白血球）. 診断と治療, 102: 93-99, 2014.

貧血と起立性低血圧

　貧血と起立性低血圧はどちらも一過性の意識障害を伴うため，臨床上混合してしまう場合がありますが，それぞれ原因が異なります。貧血ではヘモグロビン低下に伴う脳への酸素供給不足により意識障害が生じます。一方で，起立性低血圧は姿勢変化に伴う血圧の低下が原因であり，血液自体には問題がありません。起立性低血圧は仰臥位・座位から立位への体位変換後3分以内に収縮期血圧が20 mmHg以上低下するか，収縮期血圧の絶対値が90 mmHg未満に低下，または拡張期血圧が10 mmHg以上低下した場合と定義されています（図2）。

　また，貧血の状態に起立性低血圧が合わさると，それぞれが軽度の場合でも意識状態の低下が生じる場合があるため，注意が必要です。重度の場合は座位（下肢下垂位）でも症状が出るため離床時にはベッドギャッジアップなどから行うとよいでしょう（図3）。

図2　起立性低血圧の定義

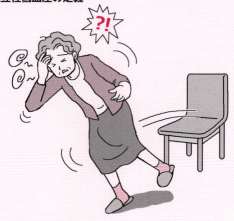

起立性低血圧
体位変換後3分以内
・収縮期血圧20 mmHg以上の低下
・拡張期血圧10 mmHg以上の低下
・収縮期血圧の絶対値が90 mmHg以下

図3　貧血と起立性低血圧が重度な場合の離床

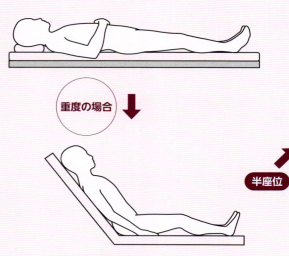

重度の場合

2～3分観察
意識状態・バイタルサインの評価

半座位

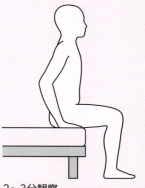

2～3分観察
意識状態・バイタルサインの評価

起立性低血圧の機序

　起立性低血圧は死亡率の上昇や心血管疾患のリスクとなることが示されており，加齢とともに起立性低血圧は増加し50歳以下では5％，70歳以上では30％に認められると報告されています。また，降圧薬の服薬者においては50〜65％に認められると報告されています。臨床上では重度な起立性低血圧が生じると離床を遅延させ，リハの進行を阻害する大きな障壁となります。

　人が臥位から立位になると重力の影響で約500〜800 mLの血液が胸腔内から下肢や内臓へ移行して，心臓へ戻ってくる血液量が30％程度減少します。その結果，拍出量が低下して血圧が下がります。正常であれば，低下した血圧に対して圧受容器反射が賦活して昇圧させます。立位になり静脈還流量減少に対して最初に反応するのはわずかな圧の変化にも反応する低圧系の心肺受容器反射であり，次いで高圧系の大動脈圧受容器反射が賦活します。こうした圧受容器反射によって，心拍出量の増加，末梢血管抵抗の増加が生じ姿勢変化時の血圧低下に対処しています（図4）。

　起立性低血圧の生じる原因は主に自律神経障害ですが，脱水による循環血液量の減少や心不全などによる心拍出量が低下した状態でも生じます。また，上記を示す疾患ではパーキンソン病，中枢性脳疾患（central brain lesions），糖尿病性神経障害，長期臥床，心不全，腎不全，自己免疫疾患などがあり，リハスタッフも遭遇する機会が多く，常に離床時の意識消失やふらつき，転倒に注意が必要です。また，薬剤による影響も大きく，利尿薬，α遮断薬，β遮断薬，ACE阻害薬，Ca拮抗薬，抗うつ薬などを服薬している患者に対しても注意しましょう。

　起立性低血圧を示す患者に対しては，前頁を参考に，ゆっくりと姿勢変換をする必要があります。また，座位や起立を行う前にベッド上で十分な運動（キッキング・ヒップアップなど）を行い，交感神経の反応を刺激します。その後姿勢変化後には下肢運動，特にカフパンピングを行い，静脈還流量を増やすようにします。また，弾性ストッキングの着用や腹帯を巻くなどもよいでしょう（図5）。

　高齢者は容易に起立性低血圧をきたすため，入院中は臥床時間を減らし，身体活動量を増やすことが予防策として非常に重要です。

　また，患者のなかには自覚症状がない人も多いため，リスクについてしっかりと説明しましょう。特に急激な姿勢変化は危険なため，生活上では早朝・夜間の排便排尿時には注意して行動するように指導する必要があります。また，食後や入浴後，運動後にも生じる可能性があるため，事前に指導しましょう。

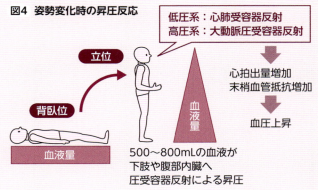

図4　姿勢変化時の昇圧反応

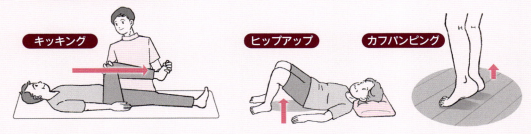

図5　起立性低血圧に対する運動

参考文献
1) Ricci F, et al: Orthostatic Hypotension Epidemiology, Prognosis, and Treatment. J Am Coll Cardiol, 66: 848-860, 2015.
2) Poon IO, et al: High prevalence of orthostatic hypotension and its correlation with potentially causative medications among elderly veterans. J Clin Pharm Ther, 30: 173-178, 2005.
3) 井上　博ほか：失神の診断・治療ガイドライン（2012年改訂版）．

CASE 2

右大腿骨頸部骨折，大腿骨頭置換術後に貧血を呈した症例

基本情報：年齢70歳代，男性，身長163 cm，体重 62kg，BMI 23.3kg/m²

診断名：右大腿骨頸部骨折（大腿骨頭置換術）

現病歴：犬の散歩中に前方へ転倒し，疼痛が強く動けないために救急要請。X線検査にて右大腿骨頸部骨折が認められ入院となる。入院翌日よりベッド上でのリハ開始となり，入院3日後に右人工股関節全置換術が施行された。

合併症：高血圧症，糖尿病

投　薬：オルメティック®（アンジオテンシンⅡ受容体拮抗薬），フェブリク®（高尿酸薬），エクア®（DPP-4阻害薬）

食　事：1400 kcal　高血圧糖尿病食

排　泄：膀胱バルーン留置

バイタルサイン：リハ開始時：BP 142/82 mmHg，Pulse 88bpm，SpO₂ 97%
　　　　　　　　　手術翌日：BP 135/85 mmHg，Pulse 104 bpm，SpO₂ 98%
　　　　　　　　　3日後：BP 143/78 mmHg，Pulse 87 bpm，SpO₂ 98%

検査値：表1

表1　検査値とリハ

検査値	リハ開始時	手術翌日	3日後
WBC (×10³/μL)	8.9	6.2	7.0
RBC (×10⁶/μL)	4.10 L	3.21 L	3.88 L
Ht (%)	33.4 L	27.6 L	30.2 L
Hb (g/dL)	12.3 L	8.4 L	9.5 L
MCV (fL)	92	88.9	90.5
Na (mEq/L)	145	140	144
K (mEq/L)	3.9	3.9	3.8
Cr (mg/dL)	0.98	0.97	0.88
Alb (g/dL)	3.7	3.1 L	2.7 L
CRP (mg/dL)	0.17	7.43 H	3.70 H
リハ介入	離床開始	貧血症状が強ければベッド上で廃用予防	貧血症状がなければ積極的な離床

※ H：基準値よりも高値　　L：基準値よりも低値

経過：手術翌日　トイレ時にめまいの訴えあり。

① リハ開始時に考えられること

- RBC，Ht，Hbの低下から軽度の貧血が考えられます。CrやWBCが正常であることから，腎性貧血や悪性腫瘍によるものの可能性は低く，骨折に伴う出血によってRBC，Ht，Hbが低下している可能性が考えられます。
- バイタルも安定しているため，骨折部に注意しながら各身体機能・精神機能評価，廃用予防を実施しましょう。

② 手術翌日の介入時の注意点

- RBC，Ht，Hbの著明な低下を認めます。術中出血量や輸血などが行われているかの確認が必要です。
- 解熱鎮痛薬による副作用で貧血を生じる場合があるため，薬剤の使用を確認しましょう。
- 脈拍数の増加，めまいなど貧血症状が出現してきているため，介入時はバイタル変動や意識状態を確認して，慎重に離床していく必要があります。症状の増悪や新たな貧血症状が出現するようであれば，離床を中止してベッド上での廃用予防を実施しましょう。
- CRPの上昇を認めますが，WBCは基準範囲であり感染ではなく，手術侵襲による炎症を反映していると考えられます。

③ 3日後からの負荷量を考える

- RBC，Ht，Hb，CRP，バイタルが改善傾向を示しています。貧血症状がなければ積極的な離床を行いましょう。
- 手術など炎症が生じた場合消耗的にAlbが低下します。浮腫の有無や食事摂取量など栄養の評価を行い，リハの負荷量を決めていきましょう。

● 貧血症状の生じやすいHbの変化

Hbが低下することで貧血症状が出現しますが，Hbの低下する速さによって症状の出やすさに違いがあります。一般的にHbが8 g/dLを下回ると，めまいやふらつきが生じるとされますが，慢性疾患によってじわじわとHbが低下し長期化する場合は，症状が出にくいとされています。一方で，手術中・後の出血など急にHbが低下した場合は，貧血症状が出やすいとされています（**図1**）。Hbが低下している要因についても理解することで適切なリスク管理へとつながります。

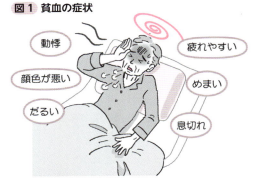

図1 貧血の症状

出血によるHbの低下は貧血症状が出やすいです。

| 参考文献 |
1) Calson JL, et al: Red blood cell transfusion: a clinical practice guideline from the AABB. Ann Intern Med, 157(1): 49-58, 2012.
2) Dillon MF, et al: Preoperative characteristics identify patients with hip fractures at risk of transfusion. Clin Orthop Relat Res, 439: 201-206, 2005.

血小板 PLT

血栓リスクと出血傾向を反映

PLT : platelet

高値
- 本態性血小板血症
- 慢性骨髄性白血病
- 真性多血症

基準値 $15〜35×10^4/\mu L$

低値
- 再生不良性貧血
- 巨赤芽球性貧血
- 急性白血病
- 播種性血管内凝固症候群（DIC）
- 本態性血小板減少性紫斑病
- 血栓性血小板減少性紫斑病
- 肝硬変症

産生のメカニズム

PLTは骨髄中の造血幹細胞から巨核球へ分化し，その細胞の一部からつくられます（図1）。PLTは赤血球と同様に核はもちませんが，ミトコンドリアやグリコーゲン，ゴルジ装置はもっています。寿命は7〜10日程度です。検査では$1\mu L$中のPLTの個数を数えています。

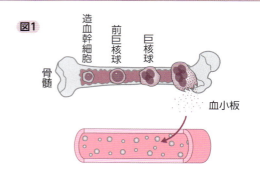

図1

PLTの役割

PLTは血管が損傷した際に血管外のコラーゲンに粘着し，PLT同士が凝集して塊（白色）血栓形成します。これを一時止血とよびます。さらに凝固因子が連鎖的に反応すると，トロンビンという酵素がフィブリノゲンをフィブリンに転換します。フィブリンは細かい網目状のタンパク質で，一次止血でできた血栓を取り巻いて補強してくれます。これにより止血が完了し，この状態が二次止血になります（図2）。

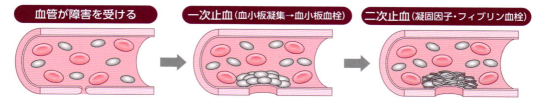

図2

リハ視点での解釈

高値
✓ 血栓による症状が出ていないか確認します。
- 心筋梗塞：胸部痛や心不全傾向はありませんか。
- 脳梗塞：意識状態や手足の麻痺，発話の明瞭さは変化ありませんか。
- 静脈血栓：四肢の腫脹などはありませんか。（※$70×10^4/\mu L$ 以上でリスク上昇）

Dr's コメント
血小板減少を認める場合は，骨髄での産生低下か，末梢での消費・破壊亢進かを鑑別することが重要です。

低値
✓ 出血傾向による症状が出ていないか確認します。
- 口腔，四肢・体幹など身体に新たな出血斑はありませんか（図3）。
（※$5×10^4/\mu L$ 以下からリスク上昇）

図3

検査値活用術 リハへの活かし方

禁忌ですよ！
高値 $100×10^4/L$ 以上
低値 $2×10^4/L$ 以下
がんリハ $2×10^4/L$ 以下

PLT数に合わせたリハ時の注意点

5〜10万
基準値以下ですが止血機能はほぼ正常ですので，特別な注意は必要ありません。

5万以下
口腔や消化管などの粘膜出血が起きやすくなります。
- 口腔ケアには柔らかいブラシやスポンジブラシなど素材の柔らかい物を使用して優しく行います（図4）。
- 出血によって貧血が起きていないか注意して起立練習や歩行練習するときにはふらつきがないか確認します。
- 中等度の活動・運動，低負荷のレジスタンス運動，歩行などを行います。

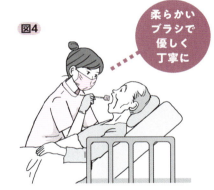
図4　柔らかいブラシで優しく丁寧に

2万以下
点状出血や関節内出血が起きやすくなります。
- 患者に触れるときには優しく接触面を大きくします。
- 他動的な関節可動域練習ではゆっくりと動かし最終可動域では強い圧迫は加えないようにします（図5）。
- セルフケア，低強度の運動を機能維持目的に行います。

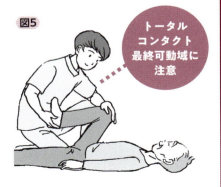
図5　トータルコンタクト 最終可動域に注意

1万以下
頭蓋内出血が起きやすくなります。
- 患者の意識状態に変化がないか常に注意してリハを行いましょう。

| 参考文献 | 1) 日本がんリハビリテーション研究会：がんリハビリテーションベストプラクティス．金原出版，2015．

第2章｜血液・凝固系の検査データを読み解きリハに活かす

プロトロンビン時間 PT
活性化部分トロンボプラスチン時間 APTT

血栓リスクと出血傾向を反映

高値・延長
- ビタミンK欠乏
- ワルファリン，ヘパリン投与
- 肝機能障害

基準値
PT：10.0〜13.0秒
APTT：26.0〜38.0秒

低値・短縮
- 血栓症
- 高齢，妊娠による生理的変化

PT：prothrombin time
APTT：activated partial thromboplastin time

PT・APTTとは

血液の凝固には大きい血管損傷により血管外組織が血液と接触することで反応する外因系と，小さな血管損傷（内皮細胞の破壊）が起こると反応する内因系があります。プロトロンビン時間は外因系凝固因子がどの程度働いているかを反映する指標です。活性化部分トロンボプラスチン時間も凝固に関する検査項目ですが，こちらは内因系の凝固因子の指標です（図1）。

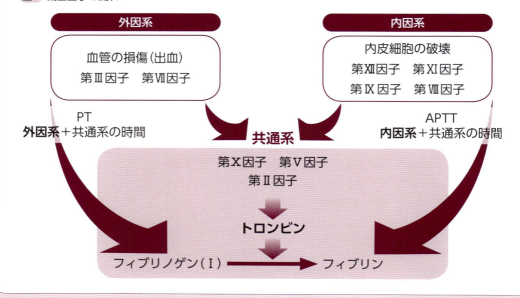

図1　凝固因子の流れ

| 補足 | プロトロンビン時間-国際標準比（PT-INR）：PTは検査に用いる試薬によって変化してしまうため，国際標準化された試薬を使って数値化したものがPT-INRです。基準値は0.9〜1.1です。ワルファリン投与時は2.0〜3.0で調整され，心臓の弁置換後では2.5〜3.5と少し高めに調整されることがあります。

PT
APTT

リハ視点での解釈

延長高値
✓ 出血傾向による症状が出ていないか確認しましょう。
・四肢・体幹など身体に新たな出血斑はありませんか。
・関節内出血による関節の腫脹はありませんか。

> Dr's コメント
> 出血傾向時のリハは，ベッドサイドでの軽負荷の運動を推奨します。

短縮低値
✓ 血栓による症状が出ていないか確認しましょう。

検査値活用術　リハへの活かし方

> **禁忌ですよ！**
> PT-INRが2以上で出血傾向の場合は医師に相談しましょう！

出血傾向時のリハの注意点

擦過傷に対する配慮
- 車椅子移乗時に下肢の擦過傷に注意しましょう（図2）。
- 移乗の際にはポケットの中身を出すように心がけましょう。（打腱器やゴニオメータ，ペンなど）
- 爪をしっかりと切り，やすりで整えてください。
- 口腔ケア時には柔らかいブラシやスポンジブラシを使用することが重要です。

打撲（内出血）などに注意
- 点滴挿入部や採血など血管穿刺した部位には注意してリハを行ってください（図3）。
- 松葉杖使用時には腋窩周辺への圧迫がないか確認しましょう。
- 身体への外傷を生じないように指導には注意しましょう。（身体失認などがある人には要注意）
- 靴擦れが起きないように足に合った靴や装具を選定することが大切です。

転倒への配慮
- ベッド周辺の環境設定や歩行練習時の介助には神経を研ぎ澄ましてください（図4）。

短縮の場合
- 血栓症を生じる可能性があります。

図2 車椅子移乗
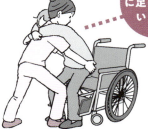
フットレストに足を当てないように

図3 血管穿刺部位
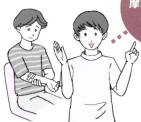
血管穿刺は摩擦や衝撃を与えないように

図4 転倒に注意
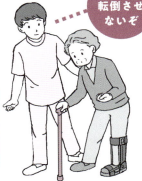
絶対に転倒させないぞ

> **この検査もチェック！**
> 凝固系：PLT ➡ p.24
> 　　　　FDP，D-dimer ➡ p.28
> 肝機能障害：AST・ALT ➡ p.44

> **薬剤 これだけはチェック！**
> PT延長を示す可能性あり：解熱鎮痛消炎薬（アセトアミノフェンなど），降圧薬（アーチスト®など），抗菌薬（クラビット®など）

| 参考文献 | 1) 野口善令（編）：診断に自信がつく検査値の読み方教えます！羊土社，2013.
2) 西﨑祐史（著），渡邊千登世（著）：ケアに生かす検査値ガイド 第2版．照林社，2018.

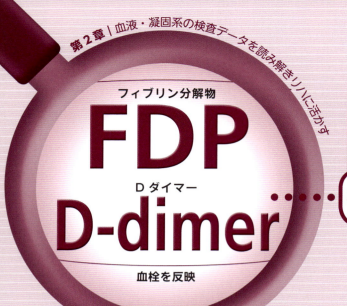

- 深部静脈血栓（DVT）
- 梗塞（脳・心筋）
- 播種性血管内凝固症候群（DIC）
- 肝硬変

基準値　FDP：5.0 µg/mL以下
　　　　D-dimer：1.0 µg/mL以下

FDP：fibrin fibrinogen degradation product

産生のメカニズム

　血液中のフィブリノゲンおよびフィブリンがプラスミンによって分解されて生じたすべての物質の総称をFDPとよびます。またフィブリン（血栓）がプラスミンによって分解されたものをD-dimerといいます（図1）。

図1 FDPとD-dimer産生のメカニズム

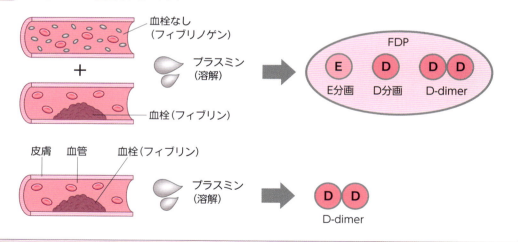

血栓と出血傾向

　D-dimerが高値の場合は血管内に血栓が存在することを示しています。従って，D-dimerの上昇初期より血栓の可能性を頭に入れて評価・介入するとよいでしょう。またFDPが上昇していても血小板が低下している場合はDICの可能性もありますので，出血傾向に対する対策が必要になります。

DVT：deep vein thrombosis，DIC：disseminated intravascular coagulation

FDP
D-dimer

リハ視点での解釈

高値

✓ 血栓と出血傾向のどちらも確認しましょう。
- 血栓による症状（周径，発赤の左右差など）が出現していないか確認することが重要です。
- 出血傾向による症状（鼻血，血尿など）がないか把握する必要があります。

Dr's コメント
D-dimer高値時の運動は，エコー検査で血栓の状態を確認後に負荷量を決定します。

検査値活用術　リハへの活かし方

禁忌ですよ！
FDP 20 μg/mL以上で血栓の症状があればリハ中止です。肺塞栓が疑われる場合も禁忌です。

介入前のフィジカルアセスメント

血栓を疑う所見の確認と注意点
- 下肢の太さに著明な左右差がある（図2a）。
- 下肢の片側に明らかな発赤がある（図2b）。
- 下肢の一側に激しい疼痛がある（図2c）。
- Homan's sign陽性（膝関節伸展位で足関節を背屈させると下腿後面に疼痛あり）である（図3）。
- ※血栓の疑いがあれば，介入前に医師へ報告し，エコーなどの詳細な検査をしてもらいましょう。

図2a 下肢の浮腫　図2b 下肢の発赤　図2c 下肢の疼痛
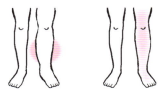

図3　ホーマンズサイン（Homan's sign）
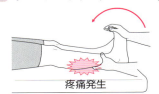
疼痛発生

血栓予防への介入
- 足関節の底背屈運動（パンピング）を指導しましょう。
- 弾性ストッキングがしっかり履けているか確認する必要があります（図4）。
- フットポンプを確認してください。
- 離床時間を増やすように工夫して介入することが重要です。

図4　弾性ストッキングの良い例，悪い例
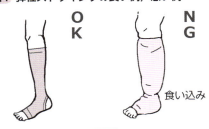
OK　NG　食い込み

リハ中の注意点
- 血栓によって肺塞栓，心筋梗塞，脳塞栓などが生じる可能性があるため，常に意識状態や呼吸状態，胸痛の有無などを確認しながらリハを行いましょう。症状があればすぐに看護師と医師に報告してください。

出血傾向を疑う所見と注意点
- プロトロンビン時間（PT）p.26を参照。

この検査もチェック！
PLT → p.24　　PT, APTT → p.26

薬剤これだけはチェック！
ウロキナーゼやt-PA投与：FDP, D-dimer上昇
経口避妊薬（エストロゲン製剤）：FDP上昇
抗がん剤（パクリタキセルなど），抗リウマチ薬（トシリズマブ）：D-dimer上昇

| 参考文献 |
1) 肺血栓塞栓症および深部静脈血栓症の診断、治療、予防に関するガイドライン（2017年改訂版）
2) Li Y, et al: Active ankle movements prevent formation of lower-extremity deep venous thrombosis after orthopedic surgery. Med Sci Monit, 7(22): 3169-3176, 2016.
3) 木村 聡（監・編），三浦雅一（編）：薬の影響を考える 臨床検査値ハンドブック 第3版．じほう，2017．

深部静脈血栓症と肺血栓塞栓症

　深部静脈血栓症（DVT）と肺血栓塞栓症（PTE）は一連の病態を示すため，静脈血栓塞栓症（VTE）と総称されています。PTEは肺動脈が血栓により閉塞する疾患であり，その塞栓源の約90％は下肢もしくは骨盤内の静脈で形成された血栓です。下肢の深部静脈で大きな血栓が形成され，遊離して塞栓化した場合，肺血管の閉塞具合によって突然死やショック状態に至る可能性があるため，リハを実施するうえでもリスク管理は必須です。しかし，小さな血栓の場合は症状が乏しく，大きなリスクにならないことも多いため，見極めが必要になります。

● VTEの原因について

　VTEの主な原因は，①血流の停滞，②血管内皮障害，③血液凝固能亢進の3つが挙げられます。リハスタッフが遭遇する上記を誘発する危険因子には，手術後，うっ血性心不全，肥満，慢性肺疾患，脳血管疾患，薬物，長時間安静などです。また，近年では悪性腫瘍による凝固活性の亢進もVTE発症の要因となっています。PTEの原因の大半は下肢や骨盤内のDVTであることから，下肢の筋が収縮し，筋ポンプ作用による静脈還流量が増加することで発症すると考えられています。起立や歩行時の発症が57％，排便排尿時の発症が22％と安静解除後に発症する傾向があるため，リハスタッフもハイリスク患者に対しては介入前に必ず評価する必要があります。DVTは大腿部ではカテーテルの穿刺や留置，下腿部では臥床による運動制限によって生じ，ヒラメ静脈（下腿部後面）で高頻度に生じます。

● DVT診断について

　DVTの症状は膝窩静脈よりも中枢に血栓が生じる中枢型では腫脹，疼痛，発赤が出現します。膝窩静脈より遠位に血栓が生じる末梢型では主に疼痛が主症状ですが，約50％には症状が出ないとの報告もあります。従って，触知や圧痛とともに，浮腫腫脹，下腿筋の硬化を評価することが重要です。DVTの疑いがある患者に対しては，身体所見や危険因子からWellsスコア（CASE3 p.32参照）や，D-dimerを用いて推測します。D-dimerは感度が高く特異度が低いため，数値が低値を示した人はDVTである可能性が低いと判断されます。確定診断には下腿超音波検査や造影CTなどの画像診断が必要ですので，疑わしいときは必ず医師に報告して，画像検査を行ってもらうように提案しましょう。

● DVT治療について

　DVTの治療には出血傾向を示していなければ抗凝固療法が施行されます。抗凝固薬にはヘパリンやワルファリンが使用されます。近年では直接経口抗凝固薬（DOAC）も使用されていますが，十分なエビデンスはまだありません。抗凝固療法の継続期間は，①再発の危険因子が可逆的な場合で3カ月間，②誘因のない場合は少なくとも3カ月間（リスクとベネフィットを勘案して決定），③がん患者や再発をきたした場合は長期間にわたり治療が必要となります。

　PTEの予防として下大静脈フィルターが使用される場合があります。下大静脈フィルターはDVTによる血栓が遊離した場合に肺動脈に到達前に回収できるためPTEの予防に役立ちます。しかし，近年では長期的に使用することでDVTの再発率が上昇することが明らかになり，短期的な使用が推奨されています。

　近年，抗凝固療法を試行中であれば，早期に歩行を行ってもPTEの発症は増加せずにDVTの血栓伸展は減少して，疼痛も改善すると報告されています。下肢痛が強くない，巨大な遊離血栓がない，一般的な症状が良好などの条件が揃えば，早期より歩行することでDVTの悪化防止や患者のQOL向上が期待できると考えられているため，医師と相談のうえ積極的な離床を行いましょう。

引用文献 1) 肺血栓塞栓症および深部静脈血栓症の診断，治療，予防に関するガイドライン（2017年改訂版）．

● 予防について

　VTEの予防には早期の歩行と積極的な運動が重要です。リハスタッフはVTEのリスクを層別化し、フィジカルアセスメントを実施したうえで積極的に介入する必要があります。また、看護師や他職種と協力して患者の活動量を確保できるような環境を整えることが重要です。転倒リスクがある患者に対しては活動増加を念頭に置きながら補助具を選定し、生活の場での活動増加を促しましょう。その他にVTEの予防には弾性ストッキング、機器を用いた間欠的空気圧迫法、低用量抗凝固薬の使用などがあります。

播種性血管内凝固症候群（DIC）

　播種性血管内凝固症候群（disseminated intravascular coagulation：DIC）とは敗血症などの感染症や、外傷、白血病、がんなどのさまざまな基礎疾患に合併し、全身の血管内で出血や血栓などが無秩序に生じる病態です。また、重篤になると循環不全や多臓器不全をきたすことから予後不良な症候群であり、特に敗血症からDICを発症した場合、わが国では41.3％の患者が死亡するという報告もあります。

　DICの臨床症状は、血栓症、微小血栓による臓器障害、出血、溶血などがあります。血栓症や微小血栓による臓器障害は敗血症などの「臓器障害型DIC」で認められます。出血は血小板や凝固因子の消耗もしくは線溶亢進によるもので、白血病などの「出血型DIC」で高頻度に認められます（図6）。

　DICの検査における特徴は、血小板（PLT）の低下、PT・APTTの延長、フィブリノゲンの低下、FDPの増加などが認められます。また、臓器障害型DICは敗血症を起因とするため、WBCやプロカルシトニン、CRPなどを確認し、患者の身体状況を確認する必要があります。臓器障害型DICはトロンビンによる凝固因子の活性化の制御ができなくなることで生じると考えられており、フィブリノゲンの低下やFDPの増加は著明ではない場合が多いです。一方、出血型DICは過剰に生成されたプラスミン（線溶作用）を制御できないことで生じると考えられており、FDPやD-dimerの著明な増加を示します。DICは身体に重篤な影響を与えるため、増悪傾向の場合はリハ介入は中止したほうがよいでしょう。改善傾向を示す場合は、検査数値を読み解き出血傾向や血栓症、臓器障害の有無などを予測し、担当医師と綿密な相談のうえ患者に介入する必要があります。

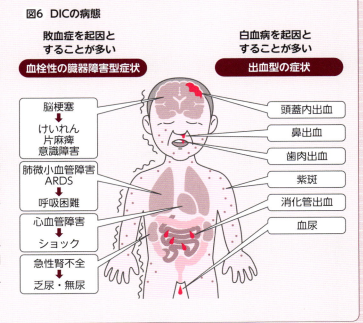

図6　DICの病態

| 参考文献 |

1) Murata A, et al: The recent time trend of outcomes of disseminated intravascular coagulation in Japan：an observational study based on a national administrative database. J Thromb Thrombolysis, 38: 364-371, 2014.
2) 和田英雄ほか：出血傾向を示す代表的な疾患と臨床検査. 播種性血管内凝固症候群（DIC）. Medical Technology, 44: 355-360, 2016.

CASE ③

脳梗塞後深部静脈血栓を認めた症例

基本情報：年齢80歳代，女性，身長150 cm，体重42 kg，BMI 18.6 kg/m²
診断名：脳梗塞，右片麻痺
現病歴：家人と会話中に呂律が回らなくなり，右上下肢の脱力を認めたため救急搬送。頭部MRI拡散強調画像にて左中大脳動脈領域に高信号を認め，脳梗塞の診断にて急性期病院へ入院となる。リハ施行されるも在宅復帰困難のため回復期リハ病院へ転入院。入院初日にリハ処方され介入となる。
合併症：糖尿病，心筋梗塞
既往歴：心筋梗塞
投 薬：バイアスピリン®（抗血小板薬），ネキシウムカプセル®（プロトンポンプ阻害薬），マグミット®（制酸・緩下剤）
食 事：1,000 kcal
排 泄：ポータブルトイレ（介助必要）
意識状態：良好
麻 痺：BRS Ⅲ-Ⅳ-Ⅳ
検査値：表1
その他検査：下肢エコー検査　ヒラメ静脈に血栓あり

表1 検査値とリハ

検査値	リハ開始時	3日後
WBC（×10³ /μL）	6.9	5.8
RBC（×10⁶ /μL）	4.10	4.24
Hb（g/dL）	12.7	12.4
PLT（×10⁴ /μL）	22	21
PT-INR	2.1	2.6
APTT（秒）	28.5	34.2
FDP（μg/mL）	14.6 H	7.5 H
D-dimer（μg/mL）	10.5 H	3.6 H
CRP（mg/dL）	3.51 H	1.32 H
リハ介入	離床前にフィジカルアセスメントと医師に相談	積極的なリハ実施

※H：基準値よりも高値

① リハ開始時に考えられること

・FDP，D-dimerが高値を示していることから血栓の可能性が考えられます。初期介入時には無理な離床を行わず，Wellsスコアを参考にフィジカルアセスメントを行い，評価結果とともに担

当医師に相談して下肢エコー検査などを施行してもらいましょう。
- 血栓の大きさや遊離性などによって安静度が変化するため，必ず医師と相談のうえリハを行いましょう。
- 抗凝固療法が施行された場合，早期歩行練習を行ったとしても肺塞栓発症は増加せず，DVT改善が認められるとの報告もあり，過度なベッド上安静は避けるようにしましょう。

② 3日後に考えられること

- FDP，D-dimerが低値を示し，DVTの改善傾向を認めます。介入時のフィジカルアセスメントは継続して行い，問題がなければ積極的なリハを行いましょう。
- 再発予防としてベッド上でも行える下肢運動や，ベッドサイドでの起立練習などの患者自身でも運動が行える指導を行いましょう（**図1**）。
- 患者の臥床時間が長くならないようにセラピスト同士で介入する時間を変更したり，1回の介入時間を減らして1日に複数回介入したりするなど，工夫するとよいでしょう。

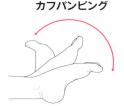

図1 血栓予防のためのカフパンピング

● DVTとWellsスコア

WellsスコアはDVT（**図2**）を予測するためのツールとして開発され患者の病歴，下肢の症状や身体所見，危険因子などから構成されています。Wellsスコアが0点の場合，DVTの可能性は5.0%（95%信頼区間：4.0〜8.0%），1〜2点で17%（95%信頼区間：13〜23%），3点以上の場合には53%（95%信頼区間：44〜61%）となります。Wellsスコアが0〜1点でD-dimer値が基準値未満であれば，DVTや肺塞栓はほぼ確実に除外できるとされています（**表2**）。

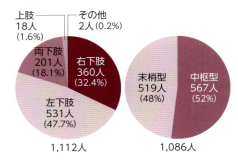

図2 DVTの部位別発症率

※膝窩静脈よりも中枢側を中枢型，末梢側を末梢型とよびます
中枢型：腸骨型，大腿型　末梢型：下腿型

(佐戸川弘之，ほか：深部静脈血栓症症例と静脈血栓塞栓症の予防についてのアンケート調査―本邦における静脈疾患に関するサーベイ XIII ―日本静脈学会静脈疾患サーベイ委員会報告. 静脈学, 23(3): 271-281, 2012. 引用改変)

表2 Wellsスコア（DVT用）

Wellsスコア（DVT用）	点数
活動性の癌（6カ月以内治療や緩和的治療を含む）	1
完全麻痺，不全麻痺あるいは最近のギプス装着による固定	1
臥床安静3日以上または12週以内の全身あるいは部分麻痺が伴う手術	1
下肢深部静脈分布に沿った圧痛	1
下肢全体の腫脹	1
腓腹部（脛骨粗面の10 cm下方）の左右差＞3cm	1
症状のある下肢の圧痕性浮腫	1
表在静脈の側面血行路の発達（静脈瘤ではない）	1
DVTの既往	1
DVTと同じくらい可能性のある他の診断がある	−2
低確率	0
中確率	1〜2
高確率	≥3

(Wells PS, et al: Does this patient have deep vein thrombosis? JAMA, 295: 199-207, 2006. より引用)

尿素窒素 BUN

腎機能を反映

BUN：blood urea nitrogen

高値
- 腎前性：脱水症，重度心不全，消化管出血，アシドーシス
- 腎性：腎炎，尿毒症，ネフローゼ症候群，腎結石
- 腎後性：尿管閉塞，膀胱腫瘍など

基準値　8.0〜20.0 mg/dL

低値
- 肝不全
- 低タンパク質食
- 尿崩症

産生のメカニズム

体内のタンパク質が代謝されると，アンモニア（NH_3）が生成されます。肝臓の尿素回路（オルニチンサイクル）で代謝されて尿素となります。合成された尿素は糸球体で濾過された後，尿細管で再吸収され，残りは排泄されます（図1）。検査では血中に存在する尿素のうちの窒素量を測定しています（図2）。

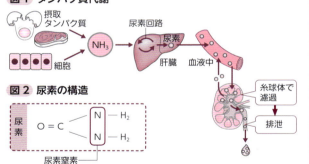

図1　タンパク質代謝

図2　尿素の構造

BUNの役割

尿素は体外に排泄される窒素量の80〜90％を占め，窒素排泄経路の主役です。尿素はタンパク質代謝の終末産物です。尿素は経口摂取したタンパク質や組織タンパク質の最終産物であるアンモニアから生成されます。アンモニアは有害な物質で，特に中枢神経系に強く働きます。そのため，肝臓でアンモニアを尿素に合成して無毒化することは，生体にとって重要な機構です。

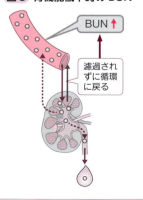

図3　腎機能低下時のBUN

補足　BUNは食事のタンパク質量や脱水などの腎外性因子にも強く影響を受けます。一方，血清Crは腎外性因子の影響をほとんど受けません。

用語解説
腎前性：全身疾患のため腎臓への血流が低下する場合
腎性：腎臓自体に原因がある場合
腎後性：腎臓より下部の尿路（尿管・膀胱・尿道）に原因がある場合

リハ視点での解釈

BUNは，腎機能以外のさまざまな因子の影響を受けるため，必ずしも腎機能だけを反映するわけではありません。そのため，BUNに加えて，血清Crも同時にみていく必要があります。

Dr'sコメント
摂取したタンパク質の窒素は，尿素として尿中に排泄されます。糸球体濾過量が低下すると，尿素の排泄も減少し，血液中の尿素濃度が上昇します。

- ✓ 脱水症状が出ていないか確認しましょう。
- ✓ ステロイド薬や利尿薬などを飲んでいないか確認しましょう。
- ✓ 急に食事量が増加したり，高タンパク質な食事に変更されたりしていないか確認しましょう。

- ✓ 排尿の回数，量が増加していないか確認しましょう。
- ✓ 急に食事量が減少していないか確認しましょう。

検査値活用術　リハへの活かし方

禁忌ですよ！　パニック値　80.0 mg/dL以上

高値の場合
- リハ前・中・後に脱水症状が出ていないか確認をします（図4）。
- 排便の際，黒色便または排便後のトイレットペーパーに血が付着していた場合，リハを中止する必要はありませんが，リハ後，主治医に報告します。
- 浮腫の状態に注意しながらリハを実施しましょう（図5）。

低値の場合

尿崩症に対する配慮
- 頻尿，多尿傾向なため，リハの前に必ずトイレに行っておくように促します。

肝不全による低栄養に対する配慮
- 肝不全だと低栄養になるリスクが高まります。食事が全量摂取できるように，食事をしやすい環境設定を行いましょう（図6）。

肝不全に対する配慮
- 黄疸の有無を確認し，黄疸があった場合はリハを中止し，主治医に報告します。

図4　脱水症状　めまい，吐き気，ぼんやりする，手足のふるえなどが出たら注意！

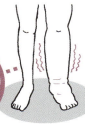

図5　浮腫　両側？片側？むくみの程度を指で押して確認してみましょう

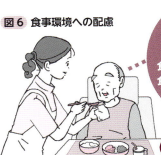

図6　食事環境への配慮　身体は傾いていませんか？足がしっかり床についていますか？食事を認識させてから食べさせていますか？一口量は多くないですか？

この検査もチェック！
Cr ➡ p.36

薬剤 これだけはチェック！

高値を示す可能性あり
副腎皮質ステロイド（プレドニゾロン：プレドニン®など）
腎障害をきたす薬剤（アミノグリコシド系抗菌薬：硫酸ストレプトマイシンなど，NSAIDs：ロキソニンなど，シクロスポリン：サンディミュン®など，シスプラチン：ブリプラチン®など）

第3章｜肝・胆・腎・膵系の検査データを読み解きリハに活かす

血清クレアチニン
Cr
腎機能を反映

Cr：serum creatinine

高値
- 腎障害
- 前立腺肥大，前立腺がん
- 腎結石，尿路結石
- 脱水
- 腸閉塞

基準値
男性：0.6〜1.1 mg/dL
女性：0.4〜0.8 mg/dL

低値
- 大量輸液
- 人工透析
- 尿崩症
- 筋肉量減少

産生のメカニズム

肝臓で生成されたクレアチンは筋細胞に取り込まれます。その一部は代謝され，Cr（クレアチニン）になり，血液を介して腎臓に運ばれます。そして，糸球体で濾過された後，尿中へ排泄されます（図1）。

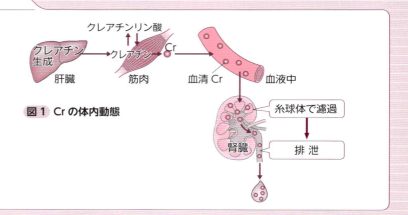

図1　Crの体内動態

Crの役割

Crは筋肉の収縮に必要なクレアチンの最終代謝産物，"燃えかす"のような物質です。筋肉内でのCr産生量は筋肉量に比例します。そのため，男性で多く，女性で少ない傾向があります。Crは腎臓の糸球体で濾過された後，尿細管での再吸収や分泌がほとんどありませんので，糸球体濾過量（GFR）の指標として用いられています。腎機能が低下すると血清Crは上昇します（図2）。

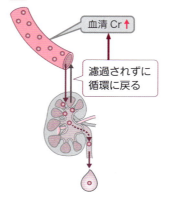

図2　腎機能低下時のCr

この検査もチェック！
BUN ➡ p.34

薬剤これだけはチェック！

高値を示す可能性あり
近位尿細管での分泌を阻害する薬剤（H_2受容体拮抗薬：シメチジンなど）
腎障害をきたす薬剤（NSAIDs：ロキソニンなど）

GFR：glomerular filtration rate

リハ視点での解釈

✔ **血清Crの量は筋肉量によって個人差があることに注意しましょう。**
一般に男性のほうが女性より高く，小児や高齢者で低くなります。そのため，値の高低からすぐに異常だと決めつけずに，他の指標（BUNなど）もみて判断しましょう。

高値
✔ **腎機能障害（浮腫，尿量減少，倦怠感，貧血）の症状が出ていないか確認しましょう。**

> **Dr's コメント**
> ACE阻害薬やARBのような降圧薬使用時，腎血流量が低下して，血清クレアチニンが高くなることがあるので注意します。

|補足| BUNとCrの比は10：1といわれています。BUNとCrのバランスによって以下のように判断します。
BUN/Crが10以上：腎臓以外に障害がある状態
BUN/Crが10以下：腎臓に障害がある状態

検査値活用術　リハへの活かし方

禁忌ですよ！

パニック値
急性腎不全：3 mg/dL 以上
慢性腎不全：8 mg/dL 以上

高値
● 急激なCrの上昇（1 mg/dL/日以上）を認めた場合は急性心不全の可能性があるため，必ず医師に相談しましょう。
● リハ前・中・後に脱水症状が出ていないか確認をします（図3）。
● 浮腫を予防，軽減できるような運動を行います。
例えば，下腿三頭筋の収縮を促すような運動を背臥位で下肢を心臓より高くして行うなど。
● 激しい運動を行うと，Crが上昇するため，介入前の活動量，他職種のリハ状況などを確認します（図4）。

図3 脱水症状
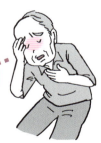
めまい，吐き気，ぼんやりする，手足のふるえなどが出たら注意！

図4 他職種との情報共有
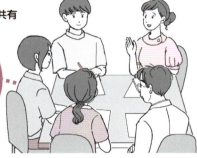
リハでどの程度動いているのかを伝え，リハ以外でどの程度活動しているのかを確認します

低値
尿崩症に対する配慮
● 頻尿，多尿傾向なため，リハの前に必ずトイレに行っておくように促しましょう。
● トイレ介助をする際は，尿量に注意します。
● 四肢の周径などを測定し，筋肉量の確認をしましょう（図5）。

図5 周径の測定
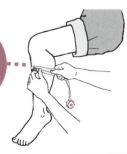
男性：30 cm 以下，女性：29 cm 以下の場合は注意！

推算糸球体濾過量 eGFR

腎機能を反映

eGFR : estimated glomerular filtration rate

高値
- 糖尿病性腎症（初期）
- 妊娠
- 高タンパク食

基準値 60 mL/分/1.73 m² 以上

低値
- 糖尿病性腎症
- 慢性糸球体腎炎
- 自己免疫疾患による腎障害（血管炎・ループス腎炎など）
- 腎血流低下状態（うっ血性心不全，ショック状態など）

産生のメカニズム

　eGFRは糸球体の濾過量を，年齢，性別，血清クレアチニン（Cr）値もしくは血清シスタチン値によって推定した値です。糸球体濾過量を反映する検査にはクレアチニンクリアランス（Ccr）という検査もありますが，24時間の蓄尿が必要であることや，年齢，性別，筋肉量などの影響を受け，正確さに欠けるという欠点がありました。eGFRは高精度で腎機能を反映することから世界的な基準となってきています。

eGFRの役割

eGFRは慢性腎臓病（CKD）のステージ分類に用いられています（表1）。

表1 慢性腎臓病のステージ分類

疾患	蛋白尿区分		A1	A2	A3
糖尿病	尿アルブミン定量（mg/日）尿アルブミン/Cr比（mg/gCr）		正常	微量アルブミン尿	顕性アルブミン尿
			30未満	30〜299	300以上
高血圧，腎炎，多発性嚢胞腎，移植腎，不明，その他	尿蛋白定量（g/日）尿蛋白/Cr比（g/gCr）		正常	軽度蛋白尿	高度蛋白尿
			0.15未満	0.15〜0.49	0.50以上
GFR区分（mL/分/1.73 m²）	G1	正常または高値	≧90		
	G2	正常または軽度低下	60〜89		
	G3a	軽度〜中等度低下	45〜59		
	G3b	中等度〜高度低下	30〜44		
	G4	高度低下	15〜29		
	G5	末期腎不全（ESKD）	<15		

□，■，■，■の順に，死亡，末期腎不全，心血管死亡発症のリスクが高まる。

（KDIGO CKD guideline 2012 を日本人用に改変，日本腎臓病学会，編：CKD 診療ガイド 2012，東京医学社，2012. より引用）

Cr : creatinine, CKD : chronic kidney disease, ESKD : end stage kidney disease

リハ視点での解釈

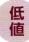

低値
✓ 腎機能低下による症状が出ていないか確認しましょう。
・浮腫，尿量減少，倦怠感，貧血

検査値活用術　リハへの活かし方

禁忌ですよ! 低値を示し，体重が増加している場合は注意が必要です。

● 腎機能の低下によって生じる症状を予測して，リスク管理につなげます（表2）。
● 腎機能が低下するとさまざまな病態を示します。リハに向けて注意すべき点をまとめましたので，介入する前にアセスメントしましょう。

表2 リハに向けての注意点

機能低下	生じる症状	リハ実施時に考慮すること
代謝産物・薬物の排泄低下	尿毒症，薬物血中濃度上昇	意識状態，薬効が効きすぎていないか
水分の貯留	浮腫，高血圧，心不全，肺水腫	厳格なバイタル測定，呼吸状態の確認，運動負荷量
電解質の調整低下（Na^+, K^+, Ca^{2+}）	意識消失	心電図によるモニタリング
タンパク尿	低栄養　浮腫	運動負荷量
ホルモンの調節低下	レニン過剰：高血圧 エリスロポエチン不足：貧血，骨の脆弱化	バイタル測定，起立性低血圧，骨折
糖新生低下	低血糖	食事を摂取したか，リハ介入の時間帯，リハ中低血糖症状の確認，運動負荷量

CKDのステージに合わせた介入をしよう。（表3, 4）

eGFRから腎不全期を読み解き，状態に合わせた介入をしましょう。

表3 CKDのステージと運動負荷

病期	運動負荷
第1-2期	原則として糖尿病の運動療法を実施
第3期	中等度の運動を推奨。高強度な運動は避ける
第4期	腎機能の低下がないよう低強度から中等度で行う
第5期	ADL維持を目的とした低強度運動

この検査もチェック!
BUN ➡ p.34
Cr ➡ p.36
BNP ➡ p.122
K ➡ p.96

薬剤これだけはチェック!
低値：非ステロイド性抗炎症薬（NSAIDs）

運動の具体的な方法

表4 CKDの有酸素運動とレジスタンス運動

	有酸素運動	レジスタンス運動
頻度	3〜5日/週	2〜3日/週
強度	40〜60%$\dot{V}O_2$ or Borg 11〜13	60〜75% RM
時間	20〜60分/日　10分間隔OK	10〜15回×数セット
種類	ウォーキング・エルゴメーターなど	マシンやフリーウェイトを使用

第3章 | 肝・胆・腎・膵系の検査データを読み解きリハに活かす

血清尿酸 UA

痛風を反映

UA：serum uric acid

高値
- 痛風
- 多血症，白血病

基準値
男性：3.7〜7.8mg/dL
女性：2.6〜5.5mg/dL

低値
- 飢餓
- 糖尿病
- 遺伝性代謝疾患（キサンチンオキシダーゼ欠損症）
- Fanconi症候群

産生のメカニズム

尿酸は食事中の核酸やATPなどのプリン体の最終代謝産物です。尿酸は1日500〜800 mg合成されて，体液中に放出されます。そのうち，75％が尿中に，残りが胆汁や汗として排泄されます（図1）。「尿酸が過剰につくられること」，「体外に十分に排泄されないこと」によって血液中に尿酸が溜まり，UA値が上昇します。

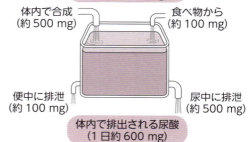

図1 尿酸の合成と排泄

体内でつくられる尿酸（1日約600 mg）
体内で合成（約500 mg）
食べ物から（約100 mg）
便中に排泄（約100 mg）
尿中に排泄（約500 mg）
体内で排出される尿酸（1日約600 mg）

UAの役割

産生と排泄のバランスが崩れることで高尿酸血症，痛風，尿路結石の原因となります（図2）。血液・体液中の尿酸は，主に尿酸Na塩として存在しています。血液中に溶ける尿酸Naは，7.0 mg/dLといわれており，それ以上では過飽和状態となり組織への沈着が起きやすくなります。

図2 尿酸の代謝異常

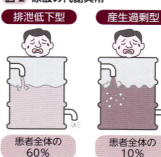

排泄低下型 — 患者全体の60％
産生過剰型 — 患者全体の10％

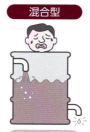

混合型 — 患者全体の20〜30％

ATP：adenosine triphosphate（アデノシン三リン酸），Na：natrium（ナトリウム）

UA

リハ視点での解釈

高値

✓ **痛みの有無とその部位を確認しましょう。**

- 痛風関節炎では炎症反応（白血球数，CRP）の数値が上昇している場合がありますので，炎症反応を確認します。
- 高強度の運動（特に高強度の無酸素運動）をしていないでしょうか（図3）。
- 肉や魚介類，アルコールの摂取状況を確認しましょう。
- 利尿薬や抗結核薬，免疫抑制薬は尿酸値を上昇させる可能性があります。これらの薬を飲んでいませんか。

Dr's コメント
尿酸は血清中の溶解度が低く，高尿酸血症になると手足の関節腔や組織などに沈着して痛風や腎障害を起こします。

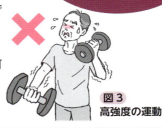
図3 高強度の運動

検査値活用術　リハへの活かし方

禁忌ですよ！
パニック値：
10.0 mg/dL以上
1.0 mg/dL以下

- プリン体の多い食事（レバー，魚卵，干物など）の摂取を控えるように指導します（図4）。
- 十分な水分量（尿量2,000 mL/日以上）を確保するように指導しましょう。
- 飲酒によりプリン体過多になりやすいため禁酒日をつくります（禁酒日週2日以上）（図5）。
- 無酸素運動は血清尿酸値を高めるリスクがあるため，運動は有酸素運動を中心に行います（図6）。
- 有酸素運動は低強度から中強度で行います（Borgスケールで10～13の間）（図7）。
- 運動中も水分をこまめに摂るよう指示しましょう。
- 関節炎，発赤，腫脹の有無を確認し，発赤や腫脹が出ているときは，リハを中止し，疼痛軽減を図ります。荷重は疼痛を増悪させる可能性があるため，場合によっては免荷を促します。

図4　食事指導
プリン体は控えめに，野菜は多めに
NO　OK

図5　禁酒日の設定
週2回は禁酒日をつくりましょう

図6　有酸素運動
有酸素運動を中心に行いましょう。筋トレは血清尿酸値を高める可能性がありますので注意

図7　有酸素運動の強度
運動強度は「楽である」から「ややきつい」程度で行いましょう。走りながら会話が可能なレベルです

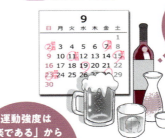

この検査もチェック！
WBC → p.8
CRP → p.60

薬剤 これだけはチェック！

低値を示す可能性あり
抗悪性腫瘍薬投与時における高尿酸血症治療薬である遺伝子組み換え尿酸分解酵素製剤ラスブリカーゼ（ラスリテック®）投与時は1.0 mg/dL未満まで低下

第3章 | 肝・胆・腎・膵系の検査データを読み解きリハに活かす

Bil
血清ビリルビン
肝機能を反映

Bil：serum bilirubin

直接ビリルビン 高値
- 急性肝炎，慢性肝炎，
- 肝硬変
- 胆管結石
- Dubin Johnson症候群，Rotor症候群

基準値
総ビリルビン(T-Bil)：0.2〜1.0 mg/dL
直接ビリルビン(D-Bil)：0.0〜0.3 mg/dL
間接ビリルビン(I-Bil)：0.1〜0.8 mg/dL

低値
直接ビリルビン
- 臨床的意義は少ない

間接ビリルビン
- 小球性低色素性貧血

産生のメカニズム

体内のビリルビンの多くは，老化した赤血球に含まれているヘモグロビンが脾臓などで破壊されることで産生されます。ここで産生されるのは間接ビリルビンです。脾臓で産生された間接ビリルビンは，血中でアルブミンと結合し，肝臓に運ばれます。肝臓に運ばれた間接ビリルビンはグルクロン酸抱合を受け，直接ビリルビンとなり胆汁色素の主成分として排泄されます。腸管内に排出された大部分の直接ビリルビンは糞便中に排泄されます。残りは腸肝循環により肝臓に再吸収され，その一部は腎臓から排泄されます（図1）。

図1 腸肝循環

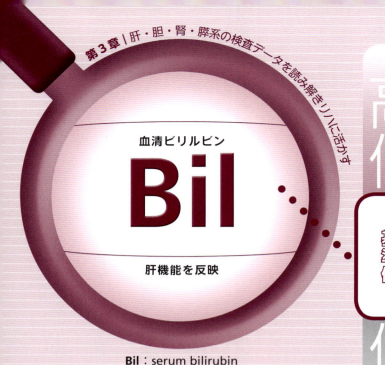

Bilの役割

肝臓に取り込まれる前のビリルビンを間接ビリルビン，グルクロン酸抱合を受けた後のビリルビンを直接ビリルビンとよび，両者を合わせて総ビリルビンとよびます。ビリルビンの種類によって，溶血や閉塞などがわかるため，違いを理解することが重要です。

リハ視点での解釈

高値

✓ 次のような変化が出ていないか確認しましょう。
- 黄疸（図2）
- 褐色尿（図3）
- 灰白色便（図4）
- 皮膚瘙痒感（図5）
- 食欲の低下
- 貧血

Dr's コメント
総ビリルビンが2〜3 mg/dL以上に上昇してはじめて，眼球結膜，皮膚，粘膜に肉眼的に黄疸が認められるようになります。

図2 黄疸の確認

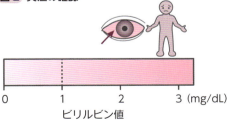

ビリルビン値

図3 褐色尿の原因

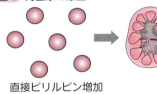

直接ビリルビン増加
→血中へ逆流
→尿中排泄増加

褐色尿

図4 灰白色便の原因

閉塞
腸管へのウロビリノーゲンの排泄が減少
灰白色便

図5 皮膚瘙痒感の原因

胆汁うっ滞
瘙痒感

検査値活用術 リハへの活かし方

禁忌ですよ！
パニック値
20 mg/dL以上
（新生児）

高値

- 貧血により転倒が起こる可能性があります。リハ中の転倒に注意します（図6）。
- 食欲不振により低栄養になっている可能性があります。低栄養の場合は高強度の運動は避けましょう（図7）。
- リハ中の息切れ，呼吸数や心拍数の増加が貧血によるものなのか，リハの運動によるものなのかをしっかり区別します。頭痛やめまい，耳鳴り，動悸などの症状が出ていた場合，貧血の可能性が高いです（図8）。

薬剤 これだけはチェック！

高値を示す可能性あり
NSAIDs，抗菌薬，抗悪性腫瘍薬，抗アレルギー薬

低値を示す可能性あり
副腎皮質ステロイド（プレドニゾロン：プレドニン®など），バルビツール酸系睡眠薬（アモバルビタール，フェノバルビタール）

図6 転倒防止の配慮

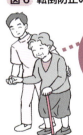

顔色はどうかな？ふらつきがないかしっかりと確認！

図7 食欲不振

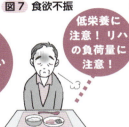

低栄養に注意！リハの負荷量に注意！

図8 貧血の症状

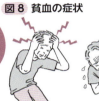
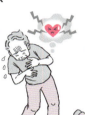

頭痛，めまい，耳鳴り，動悸などの症状が出ていたら注意！

アスパラギン酸アミノトランスアミナーゼ AST
アラニンアミノトランスアミナーゼ ALT

肝機能を反映

AST: aspartate amino transaminase
ALT: alanine amino transaminase

高値
- 肝疾患，慢性肝炎，肝硬変，アルコール性肝障害など
- 心疾患，心筋梗塞，心筋炎
- 胆道・膵臓疾患，胆石・胆道炎，胆嚢がん
- 筋疾患，多発性筋炎，筋ジストロフィー

基準値
AST：13～30 U/L
ALT： 7～42 U/L

低値
- 臨床的意義は少ない

産生のメカニズム

トランスアミナーゼ（AST・ALT）はアミノ酸の合成を促す酵素であり，ALTは主に肝臓，ASTは肝臓だけでなく心臓，骨格筋，腎臓などに多く存在しています（図1）。臓器の細胞が破壊されることで，細胞内に含まれるASTが血液中に漏れ出し，ASTが上昇します。また，肝臓の細胞が障害されるとALTが血液中に流れ出し，ALT値が上昇します（図2）。

図1 正常な肝細胞

正常

ASTやALTは肝細胞に含まれています。

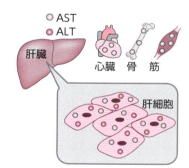

図2 肝細胞障害

異常

肝細胞が破壊されると，ASTやALTが血中へ逸脱するため，肝細胞傷害の指標となります。

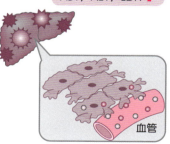

AST・ALTの役割

ASTは心臓＞肝臓＞骨格筋＞腎臓＞膵臓＞脾臓＞肺の順に多く含まれています。このようにASTはさまざまな臓器に含まれているため，ASTが上昇しただけでは，どの臓器に障害があるかは判断ができません。ALTなどの検査と合わせて判断することが重要です。ALTは腎臓，心筋，肝臓以外の臓器にはほとんど含まれていません。そのため，ALTの上昇は主として「肝臓の疾患」が疑われます。

AST
ALT

リハ視点での解釈

高値

✓ 肝障害を起こすおそれのある薬を飲んでいないか確認しましょう（図3）
- イソニアジド（イスコチン®）：抗結核薬
- リファンピシン（リファジン®）：抗結核薬
- アセトアミノフェン（カロナール®）
　：解熱鎮痛薬
- メトトレキサート（リウマトレックス®）
　：免疫抑制薬

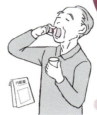
図3 服薬の確認

Dr's コメント
激しい運動後には骨格筋由来のASTが上昇し、元に戻るのに数日必要となることがあります。ALTは肝臓に多く分布するため、上昇時は肝臓の疾患を疑います。

検査値活用術　リハへの活かし方

禁忌ですよ！
パニック値
AST：300 IU/L以上
ALT：300 IU/L以上

- 肝機能障害の自覚症状がなければ、ある程度負荷の強い運動（嫌気性代謝閾値付近）も可能なので、医師に確認してから実施します。
- 肝硬変の代償期（自覚症状に乏しい）は、病期にもよりますが、低強度からある程度の負荷（嫌気性代謝閾値付近）までの運動が可能です。医師に確認してから実施します。
- 黄疸、腹水貯留、肝性脳症のあるときはリハを中止もしくは、ベッドサイドでの関節拘縮予防に努めましょう（図4）。
- 静脈瘤がある場合はトイレでいきむなど、血圧の上昇が大きい動作は控えるように指導します（図5）。
- レジスタンストレーニングを実施する際は血圧の上昇を防ぐため、息を止めないで行うように指導します（図6）。
- AST・ALTが200 U/L以上ある場合は、リハの実施が可能かどうか医師に確認しましょう。

図4 関節拘縮の予防
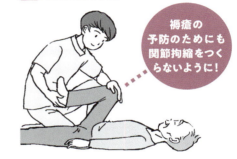
褥瘡の予防のためにも関節拘縮をつくらないように！

図5 血圧上昇が大きい動作①
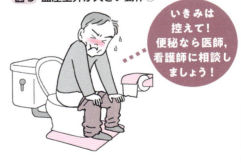
いきみは控えて！便秘なら医師、看護師に相談しましょう！

図6 血圧上昇が大きい動作②
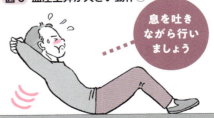
息を吐きながら行いましょう

薬剤 これだけはチェック！

高値を示す可能性あり
細胞障害型を示す薬剤（抗結核薬：イソニアジド、リファンピシン、アニリン系鎮痛解熱薬：アセトアミノフェン、免疫抑制薬：メトトレキサートなど）
ACE阻害薬（エナラプリル：レニベース®）

低値を示す可能性あり
抗リウマチ薬（ペニシラミン：メタルカプターゼ®）

ChE コリンエステラーゼ

肝機能を反映

ChE：cholinesterase

高値
- ネフローゼ症候群
- 脂肪肝
- 甲状腺機能亢進症

基準値
男性：240〜490 U/L
女性：200〜420 U/L

低値
- 肝硬変，慢性肝炎
- 栄養失調

産生のメカニズム

ChEは，さまざまなコリンエステルをコリンと有機酸に加水分解する酵素であり，肝臓で産生されています。ChEは主に真性ChEと偽性ChEの2つに大別されます。真性ChEは筋肉，赤血球，神経組織などに分布しています。偽性ChEは肝臓，膵臓，血清などに存在しています。通常，臨床で測定されているのは偽性ChEです（図1）。

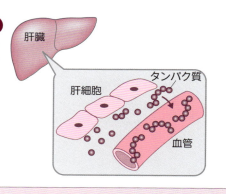

図1 ChEの産生

正常
AlbやChEは，肝細胞でつくられています。

ChEの役割

ChEは肝機能障害の程度を判断する目的で測定されます。ChEは肝細胞でつくられているため，肝障害により血中濃度は低下します。また，栄養状態も反映しているため，栄養状態の判断を行う場合に測定されることがあります（図2）。

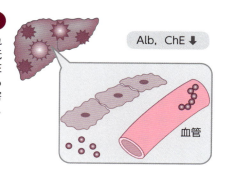

図2 肝機能障害

異常
肝細胞が傷害されると，合成能が低下し，AlbやChEの濃度が低下するため，合成能障害の指標となります。

ChE

リハ視点での解釈

高値
✔ 疾患によって関連する指標が異なるので注意しましょう。

- 過栄養脂肪肝の場合，高アルブミン血症とメタボリックシンドロームを合併していることが多いため，コレステロールや中性脂肪（→ p.92）なども確認しましょう（図3）。
- ネフローゼ症候群であれば，Albの低下，コレステロール上昇，尿中タンパク3.5 g/日以上を伴います。
- 甲状腺機能亢進症の場合，TSH（→ p.112），FT_3，FT_4（→ p.114）も同時に確認しましょう（図4）。

> **Dr's コメント**
> ChEは，肝細胞数や肝細胞でのタンパク質合成能を反映し，栄養状態の判定に用いられます。

図3 メタボリックシンドローム
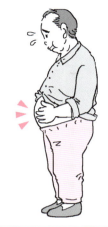

図4 甲状腺機能亢進症
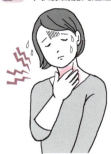

低値
✔ 肝機能障害の場合，ビリルビン（Bil → p.42），プロトロンビン時間の国際標準化比（PT-INR → p.26）も確認しましょう。

検査値活用術　リハへの活かし方

禁忌ですよ！　パニック値　20 U/L以下

- 肝硬変において，ChEが徐々に低下しているときは，肝不全の徴候です。腹水，黄疸，肝性脳症の症状が出ていないか確認します。症状が出ていた場合，リハを中止し医師に確認しましょう（図5）。
- 脂肪肝の場合，積極的に運動を行っていきましょう。運動は有酸素運動を中心に行います。
- 肝硬変の代償期（自覚症状に乏しい）は，病期にもよりますが，低強度からある程度の負荷（嫌気性代謝閾値付近）までの運動が可能です。医師に確認をして実施しましょう。
- ChEの低下は肝臓でのタンパク質合成能の低下を反映するため，栄養状態が回復するまで高強度の運動は避けます（図6）。

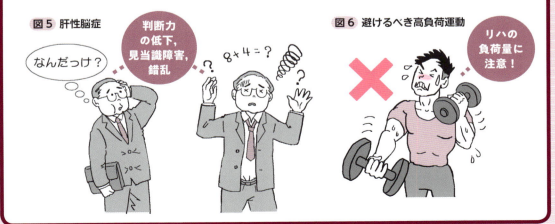

図5 肝性脳症　判断力の低下，見当識障害，錯乱　なんだっけ？

図6 避けるべき高負荷運動　リハの負荷量に注意！

TSH：thyroid stimulation hormone（甲状腺刺激ホルモン），FT：free thyroxine（遊離サイロキシン）

肝機能の移り変わりと運動負荷

なぜ，「肝機能障害で運動（リハ）が必要なのか？」 この疑問に答えるため，脂肪肝と肝硬変での運動を例に説明していきます。脂肪肝には，アルコール性の脂肪肝と非アルコール性の脂肪肝があります。お酒の飲み過ぎは肝炎や肝硬変になることがよく知られていますが，非アルコール性の脂肪肝の人でも同じように肝臓の病気が進行してしまうことがあります。非アルコール性の脂肪肝から脂肪肝炎や肝硬変に進行した状態までを含む一連の肝臓病のことを非アルコール性脂肪性肝疾患（NAFLD）といいます。NAFLDのなかの80～90％は良性でほとんど進行しませんが，10～20％の人は徐々に悪化してしまいます。このような疾患を非アルコール性脂肪肝炎（NASH）とよびます。NASHを放置すると肝硬変，肝細胞がんに進行します。肝臓は沈黙の臓器とよばれており，症状が出るころには手遅れになっている場合が多いです。そのため，脂肪肝のときから，適切な治療，リハを行う必要があります。

● 脂肪肝に対する運動療法

運動療法が禁止に該当する者
- コントロールできていない高血圧，糖尿病，肝機能障害，腎機能障害を呈する人
- 明らかな心血管障害を有する人

脂肪肝に適した運動

有酸素運動です。有酸素運動は効率的に脂肪を燃焼する運動なので，脂肪肝の人に特に推奨する運動です。

有酸素運動を行うときのポイント
- 最大運動強度の50～60％程度の負荷
- 運動しながら会話ができる程度の強度
- Borgスケールで10～14程度
- 理想は毎日行う（無理な人は週3回を目標に行う）

運動療法の効果

有酸素運動を行うことで，体重減少が起き，ASTやALTなどを含む血液生化学検査値の改善，肝脂肪沈着の減少が期待できます。

● 肝硬変に対する運動療法

「肝硬変に対して運動なんかしてもいいの？」 こういった疑問が出てきそうですが，肝硬変に対する運動の意義が強調されるようになったのは最近のことです。従来は運動が肝障害を悪化させると考えられており，安静の必要性が強調されてきました。しかし，近年は適度な運動であれば肝障害を悪化させないことや，過度な安静による弊害を防ぐことを目的とした運動の重要性が

NAFLD：non-alcoholic fatty liver disease，NASH：non-alcoholic steatohepatitis

認識されてきました。本項目では肝硬変を重症度に分けて，それぞれの病期での運動について解説します。肝硬変は重症度によって分類されています（Child-Pugh分類；表1）。

表1 Child-Pugh 分類

	1点	2点	3点
脳症	ない	軽度（Ⅰ，Ⅱ）	時々昏睡（Ⅲ〜）
腹水（L）	ない	少量（1.0〜3.0）	中等量（3.0超）
血清ビリルビン（mg/dL）	2.0未満	2.0〜3.0	3.0超
血清アルブミン（g/dL）	3.5超	2.8〜3.5	2.8未満
プロトロンビン活性値（%）	70超	40〜70	40未満

各ポイントを合計して，その合計点で判定します。
Grade A（軽度）：5〜6点　代償性
Grade B（中等度）：7〜9点　代償性から非代償性への過渡期
Grade C（重度）：10〜15点　非代償性

代償性

代償期において，運動は短期的には門脈圧を上昇させますが，長期的には安全で有益であるといわれています。この時期は積極的な運動が可能です。しかし，易疲労性や軽度の全身倦怠感などの症状が認められることもあるため，自覚症状に注意しながら運動を行っていく必要があります。運動負荷は低強度から中強度（Borgスケールで13程度）まで上げても大丈夫です。

代償性から非代償性への過渡期

過渡期においては運動の可否の見極めが非常に難しいので，血液検査のデータ，自覚症状の有無，静脈瘤の有無，門脈圧亢進の有無などをしっかりと確認し，医師の指示の下で行います。運動負荷は低強度（Borgスケールで11程度）までに留めておき，血圧をしっかり管理しながら実施しましょう。

非代償性

この時期になると栄養素とタンパク質の摂取が不十分な状態である場合や，腹水，門脈圧亢進症，静脈瘤が出きている場合も多いです。そのため，運動療法自体は禁忌になることが多いです。しかし，関節可動域運動や血圧の上昇がない程度の運動であれば可能なこともあるので，医師に確認してみましょう。

CASE 4

脂肪肝の症例

　地域の運動教室に参加された人で，情報を収集していると「脂肪肝である」と医者に言われたとそうです。しかし，アルコール性なのか非アルコール性なのかはわかりませんとのことでした。事前に病院で測定された血液データを持参していました（表1）。このようなケースについて考えてみましょう。

年齢：60歳代，**男性**，**身長**：170.5 cm，**体重**：97.4 kg，**BMI**：33.5 kg/m²
飲酒状況：自宅ではほとんど飲まない（付き合いで飲む程度）

表1　検査データ

	運動療法開始前	3カ月介入後
BMI（kg/m²）	33.5	29.8
ALT（U/L）	84	29
AST（U/L）	60	20
γ-GTP（U/L）	40	35
TC（mg/dL）	225	183
TG（mg/dL）	179	120

● 肝機能はどのような状態ですか

　ALT，ASTともに基準値を超えています。加えて，AST/ALT比（60/84＝0.71）が1.0を下回っていること，γ-GTPが正常範囲内（男性：13〜64 U/L）であること，BMIが高いこと，飲酒をほとんどしていないことから，過食や肥満による非アルコール性脂肪肝の可能性が高いです。アルコール性脂肪肝の場合，AST/ALT比が1.0を超えることや，AST優位の場合が多いです。また，γ-GTPの増加が目立ちます。このことから，本症例は非アルコール性脂肪肝（NAFLD）であると考えられます。

● どのような評価をしたらよいですか

　非アルコール性脂肪肝は生活習慣病が原因のことがほとんどです。そのため，一般的な理学療法評価に加えて，食事状況や生活状況までしっかりと評価する必要があります。
・食事回数，食事量を確認します。間食をしていたり，食事の回数が不規則になっていませんか。
・入眠前に2時間以内に高カロリーな食事を摂取していませんか。
・身体活動量を確認しましょう（歩数やIPAQなどで評価）。

・体力はどうでしょうか(6分間歩行テストなど)。
・中等度〜高強度の運動負荷に耐えられる身体機能であるか確認します(筋力,バランスなど)。

● どのような介入を行えばよいですか

　脂肪肝の治療において,食事療法,運動療法はとても重要です。どちらか一方のみでは効果は不十分であることをしっかりと伝えましょう。

　中〜高強度の身体活動量(中強度：3〜6 METs,高強度：6 METs以上)を週に250分以上行うことで,非アルコール性脂肪肝の肝機能を改善することが報告されています[1]。また,その効果は体重の減少とは独立して作用することが報告されています(体重が減らなくても肝機能は改善します)。また,別の研究では,有酸素運動,レジスタンス運動どちらの運動でもよく,週3回,40分,12週間以上行うことで肝機能が改善することが報告されています[2]。このように,運動は効果があることをしっかりと伝えましょう。しかし,生活習慣病が主な原因である非アルコール性脂肪肝の人は,運動継続率が低い傾向にあります。運動継続率を高められるような工夫をしましょう。例えば,週1回電話して食事状況,運動状況を確認する,運動カレンダーを作成し,運動をした日は丸を付けてもらう,活動量計を渡し,自己フィードバックができるような環境をつくるなどが効果的かもしれません。

| 引用文献 |
1) Oh S, et al: Moderate to vigorous physical activity volume is an important factor for managing nonalcoholic fatty liver disease: a retrospective study. Hepatology, 61(4): 1205-1215, 2015.
2) Hashida R, et al: Aerobic vs. resistance exercise in non-alcoholic fatty liver disease: A systematic review. J Hepatol, 66(1): 142-152, 2017.

第3章｜肝・胆・腎・膵系の検査データを読み解きリハに活かす

γ-グアノシン三リン酸
γ-GTP
肝機能を反映

高値
- アルコール性肝炎
- 急性・慢性肝炎
- 肝硬変
- 胆汁うっ滞性肝障害

基準値　男性：13〜64 U/L
　　　　　女性：　9〜32 U/L

γ-GTP：γ-guanosine triphosphate

産生のメカニズム

γ-GTPは解毒作用に関連するグルタチオンの生成に関与する酵素です。γ-GTPは肝細胞に多く含まれており，胆管細胞や胆汁中にも含まれています（図1）。

図1　γ-GTPの産生
正常

γ-GTPは，肝細胞，特に毛細胆管側膜や胆道上皮細胞に存在し，胆汁中へ排泄されます。

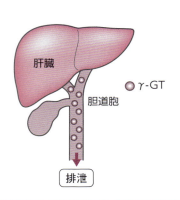

γ-GTPの役割

肝・胆道系障害のスクリーニングに使用されます。アルコールを摂取すると，肝細胞内でγ-GTPの生成が促され，血液中に漏れ出します。また，胆管細胞の破壊や，胆管の詰まりなどにより胆汁が排泄されにくくなると，血液中にγ-GTPが漏れ出します。そのため，γ-GTPは肝・胆道系の疾患で高値となります。しかし，個人差が大きいので注意が必要です（図2）。

図2　肝・胆道系障害
異常

胆道が閉塞すると，酵素の胆汁中への排泄が障害され血中へ流出するため，胆道閉塞の指標となります。

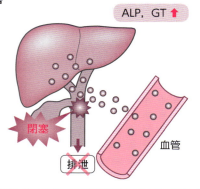

γ-GTP

リハ視点での解釈

高値

- 飲酒状況で大きく変動します。約2週間の禁酒でγ-GTPは1/2になるといわれているため，直近の飲酒状況を確認します（図3）。
- 抗てんかん薬（フェノバルビタール；フェノバール®），向精神薬（クロルプロマジン；コントミン®）などで上昇するため，これらの薬を飲んでいないか確認します。
- ウイルス性肝炎，アルコール性肝炎のような肝障害の場合，AST・ALTの上昇も認められるので確認しましょう。
- 胆汁うっ血ではγ-GTP・ALPが上昇しますが，AST・ALTは上昇しません。

Dr's コメント
肝胆道疾患以外で膵疾患・がん・心筋梗塞は，軽度から5倍の上昇，肺疾患・糖尿病で軽度の上昇を示すことがあります。

図3 飲酒状況の確認

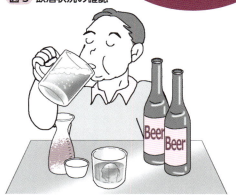

検査値活用術 リハへの活かし方

禁忌ですよ！ パニック値 1,000 U/L以上

アルコール性肝障害の場合

- 飲酒歴（量・期間・最終飲酒日時）を確認しましょう。
- アルコールの離脱症状があるとリハの阻害要因となります。離脱症状が出ていないか確認しましょう（図4）。
  アルコール離脱症状：振戦，発汗，頻脈，不安，焦燥感，不眠，せん妄など
- 黄疸が出ていないか確認します。
- アルコールの離脱症状が強いときはリハを中止し，医師に確認してからリハを行います。また，離脱症状が強いときは転倒にも注意します（図5）。

この検査もチェック！
AST・ALT ➡ p.44
ALP ➡ p.78

薬剤 これだけはチェック！
高値を示す可能性あり
抗てんかん薬（バルビツール酸系薬：フェノバルビタール）クロルプロマジンなど多くの薬剤がγ-GTPの合成を誘導する。

図4 アルコール離脱症状

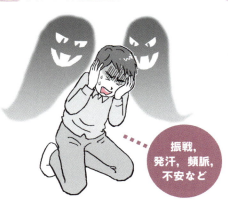

振戦，発汗，頻脈，不安など

図5 転倒への配慮

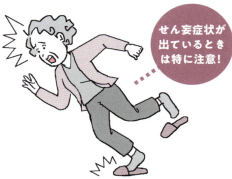

せん妄症状が出ているときは特に注意！

クレアチンキナーゼ CK

筋の状態を反映

CK : creatine kinase

高値
- CK-BB：脳梗塞，脳挫傷，悪性腫瘍
- CK-MM：多発性筋炎，甲状腺機能低下症，横紋筋融解症
- CK-MB：急性心筋梗塞，心筋炎
  (brain type；サブユニット脳型, muscle type；サブユニット筋型)

基準値
男性：60〜250 U/L
女性：40〜150 U/L

低値
- 甲状腺機能亢進症
- 全身性エリトマトーデス
- 関節リウマチ
- Sjögren症候群

産生のメカニズム

CKは主に骨格筋，心筋，脳の細胞に多く含まれており，障害を受けると血液中に流れ出します。激しい運動，筋肉内注射をした場合などは高値を示します。一般的に女性に比べて男性で高値となります（男性のほうが筋肉量が多いため）（図1）。

CKには3種類のアイソザイム（CK-BB，CK-MB，CK-MM）が存在しています。これらのアイソザイムは臓器特異性が比較的高く，CK-BBは主に脳，子宮，腸管に，CK-MBは心筋に特異性が高いです。また，CK-MMは骨格筋に多量に存在しますが，臓器特異性は乏しいです。

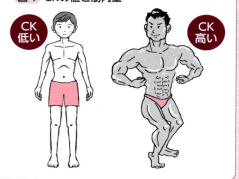

図1 CKの値と筋肉量

CKの役割

筋肉のエネルギー代謝に関連した働きをもっています。クレアチンホスフォキナーゼ（CPK）ともよばれます。細胞内でクレアチンとATPからクレアチンリン酸とADPを産生する反応にかかわります。この反応により，筋肉内にエネルギーを貯留することができます（図2）。

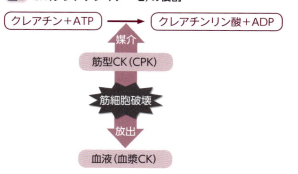

図2 CK（クレアチンキナーゼ）の役割

CPK：creatine phosphokinase，ATP：adenosine triphosphate（アデノシン三リン酸），ADP：adenosine diphosphate（アデノシン二リン酸）

リハ視点での解釈

高値

✓ 筋肉痛，筋の障害を確認しましょう。

- リハによる筋肉痛がないか確認しましょう（図3）。
- 疾患によらない筋組織の障害（激しいスポーツ，こむら返りなど）によってもCKは上昇する場合があります（図4）。
- 運動負荷が過度になっていないか確認します。
- 横紋筋融解症のおそれがある薬剤を飲んでいないか確認が必要です。

代表的な薬
HMG-CoA還元酵素阻害薬（リピトール®）
フィブラート系高脂血症治療薬（ベザトール®）
ニューキノロン系抗菌薬（クラビット®）

- 横紋筋融解症が疑われる場合，腎機能の悪化が認められることがあります。腎機能（BUN，Cr）の確認も行いましょう。

> **Dr'sコメント**
> 心筋梗塞後は，経時的に測定し虚血のダメージや血流再開の程度を推定できます。

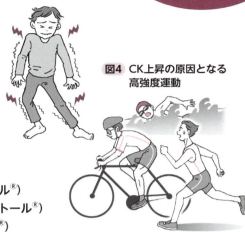

図3 リハにおける筋肉痛の確認

図4 CK上昇の原因となる高強度運動

検査値活用術　リハへの活かし方

禁忌ですよ！ パニック値 5,000 U/L以上

- CKが1,500 U/Lを超えるようであれば，リハの負荷量を確認し医師と相談してリハの実施の有無，負荷量を決めましょう（CKは個人差も大きく，測定時期によっても異なるので，必ずしも1,500 U/Lとは限らないので注意）。
- CKを確認しながら，負荷量を徐々に上げていきましょう。初めはベッドサイドの運動でどの程度CKが上昇するのかを確認し，徐々にレジスタンス運動や歩行などに変更していきます（図5）。
- 日常生活活動や身体活動量を確認し，CKの上昇が大きい場合は負荷の少ない日常生活動作を指導します（図6）。※CK ➡ p.57

図5 負荷の増強

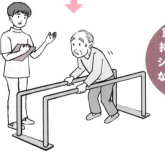

ROMでもCKは上昇するのかな？CKに合わせて負荷量を調整しましょう！

薬剤 これだけはチェック！

高値を示す可能性あり
脂質異常治療薬（スタチン系やフィブラート系薬剤）
抗悪性腫瘍薬（白金製剤：シスプラチン）
抗菌薬（マクロライド系薬剤）
痛風発作治療薬（コルヒチン）
降圧薬（ACE阻害薬）

図6 負荷を考慮した日常生活動作の指導

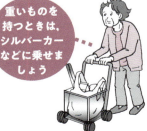

重いものを持つときは，シルバーカーなどに乗せましょう

HMG-CoA：hydroxy-methylglutaryl-coenzyme A（ヒドロキシメチルグルタリル-コエンザイムA），BUN：blood urea nitrogen（尿素窒素），Cr：creatinine（クレアチニン）

第3章｜肝・胆・腎・膵系の検査データを読み解きリハに活かす

心筋マーカー（トロポニン，H-FABP）

脂肪酸結合タンパク質

心臓の状態，腎機能を反映

H-FABP：heart-type-fatty acid-binding protein

高値
- 急性心筋梗塞
- 不安定狭心症
- 心筋炎

基準値
心筋トロポニンT：0.10 ng/mL以下
H-FABP：5.0 ng/mL以下

低値
- 臨床的意義は少ない

産生のメカニズム

　トロポニンは筋肉を構成するタンパク質の1つで，トロポニンT，トロポニンI，トロポニンCで複合体を形成し，ミオシンなどとともに心筋や骨格筋の収縮調節を担っています。
　H-FABPは，心筋内の細胞質に豊富に存在しているタンパク質です。心筋細胞が障害を受けると，約1時間後から上昇し始め，5～10時間後でピークに達します。

心筋マーカーの役割

　トロポニンCは心筋と骨格筋のアイソフォーム（立体構造）が同じであるのに対し，トロポニンTとトロポニンIは異なるため，心筋トロポニンTおよび心筋トロポニンIは心筋特異性が高く，心筋の壊死を伴う心筋障害を反映するマーカーです（図1）。
　H-FABPは，心筋に比較的豊富に存在しているので，心筋と骨格筋に同等に分布するミオグロビンに比べ心筋に対する特異性が高いことが特徴です。

図1 心臓マーカーの種類

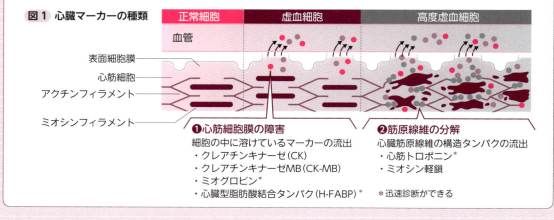

56

リハ視点での解釈

✓ トロポニンTやH-FABPは，腎機能障害でも上昇するため，腎機能（BUN，Cr）の確認も行いましょう（図2）。

Dr'sコメント
心筋トロポニンは，急性心筋梗塞の血液生化学マーカーで最も心筋特異性が高いですが，発症3時間以内では，ミオグロビンやH-FABPに劣ります。

図2 心筋障害マーカーの経時的変化

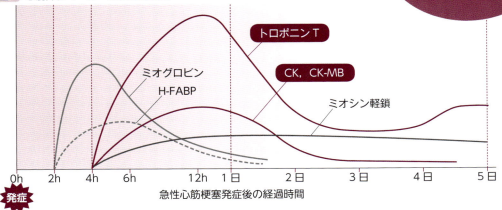

検査値活用術　リハへの活かし方

禁忌ですよ！

パニック値
トロポニンI：
0.3 ng/mL以上

急性心筋梗塞の場合

- 心筋梗塞急性期にはいきみ動作を避けるように指導しましょう（特にトイレ時は注意）（図3，4）。
- 血中CKの最高値が1,500 U/L以上では14日間のクリニカルパス，1,500 U/L未満では10日間のクリニカルパスを使用している病院もあります[1]。
- ベッド上安静は12～24時間以内とし，ベッド上でできる運動から実施していきます（低強度レジスタンストレーニングや関節可動域運動，血栓予防のための足関節底背屈運動）（図5）。
- 弾性ストッキングがしっかりと履けているか確認しましょう（図6）。

図3 いきみ動作① 　図4 いきみ動作②

いきみは控えて！便秘なら医師，看護師に相談しましょう！

図5 足関節底背屈運動

1秒に1回のリズムで行うのがおすすめ

薬剤 これだけはチェック！

高値を示す可能性あり
アントラサイクリン系抗癌性抗生物質
（ドキソルビシン：アドリアシン®）
代謝拮抗薬（ピリミジン拮抗薬，葉酸代謝拮抗薬，プリン拮抗薬など）
分子標的治療薬

図6 弾性ストッキング着用のポイント

足首や膝周辺に食い込んでいませんか？

足首や膝周辺にシワができていませんか？

| 参考文献 | 1）日本循環器学会：心血管疾患におけるリハビリテーションに関するガイドライン（2012年改訂）

第3章 | 肝・胆・腎・膵系の検査データを読み解きリハに活かす

アミラーゼ リパーゼ

膵臓機能を反映

高値
- 急性・慢性膵炎
- 膵がん
- 膵管閉塞

基準値
アミラーゼ：40〜130 U/L
リパーゼ：5〜35 U/L

低値
- 膵全摘後

産生のメカニズム

　リパーゼは脂肪をトリグリセリド（中性脂肪）や脂肪酸などに加水分解する酵素です。
　アミラーゼはでんぷんを加水分解する酵素です。膵由来の酵素であるP型と，唾液腺由来のS型の2つのアイソザイムがあります（図1）。

図1 アミラーゼを産生する器官

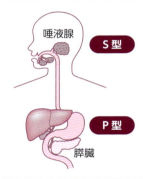

アミラーゼ・リパーゼの役割

　膵臓が障害を受けると，血液中のリパーゼの量が増えます。リパーゼはアミラーゼと同じような変動を示しますが，アミラーゼは膵臓以外の唾液腺の異常でも上昇することから，膵臓疾患を検知するにはリパーゼのほうがより高い特異性を示します（図2）。

図2　消化酵素の役割

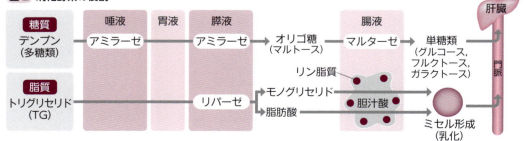

58

アミラーゼ
リパーゼ

リハ視点での解釈

✓ **リパーゼやアミラーゼの値は診断には有用ですが，重症度とは相関しないので注意が必要です。**

- 腹痛（心窩部を中心とする上腹部の持続する疼痛）や背部痛（放散痛）がないか確認します（図3）。
- 急性膵炎や慢性膵炎が増悪すると黄疸が出る場合があります。
- 進行した慢性膵炎ではヘモグロビンが減少することにより貧血が起こる場合があります。貧血の有無を確認します（図4）。

> **Dr's コメント**
> 高アミラーゼ血症時は，アイソザイムの測定が有用です。開腹術後には，挿管時の唾液腺や腸刺激でS型アミラーゼが上昇することがあります。

図3　疼痛の確認

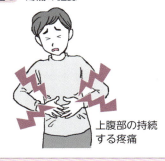
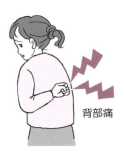

上腹部の持続する疼痛　　背部痛

図4　貧血の有無の確認

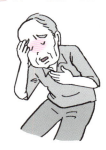

検査値活用術　リハへの活かし方

禁忌ですよ！
パニック値
アミラーゼ：1,000 U/L以上

急性膵炎の場合

- 食事を制限されている場合が多いため，ベッドサイドでのリハで関節拘縮予防や深部静脈血栓症予防に努めましょう。
- 食事が開始されたら，その他の合併症に注意しながら廃用症候群の予防のため徐々に負荷量を上げたリハを実施していきます。
- 腹痛がある場合は医師に確認をし，医師の指示の下，リハを実施します。

慢性膵炎の場合

- アルコールは飲まないように指導します（図5）。
- 禁煙するように指導します（図5）。
- 脂肪制限をするよう指導していきます。
- 体重減少や低栄養状態でのリハでは過度な負荷を避け，関節拘縮の予防や廃用症候群の予防，ADL維持に努めます。
- リハ実施前はバイタルサインを確認し，黄疸が出ていないか確認します（図6）。※黄疸 ➡ p.43

図5　生活指導

禁酒，禁煙を指導

図6　バイタルサインの確認

貧血は起きていないかな？頻脈になっていないかな？

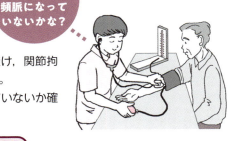

この検査もチェック！
Hb ➡ p.16

薬剤これだけはチェック！
高値を示す可能性あり
副腎皮質ステロイド（プレドニゾロン：プレドニン®など）

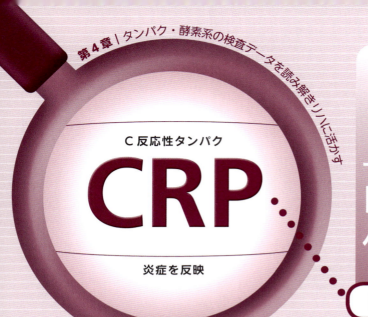

C反応性タンパク CRP
炎症を反映

高値
高度上昇(≧ 10)
細菌性心内膜炎，細菌性髄膜炎，敗血症，白血病など

中等度上昇(1 ～ 10)
心筋梗塞，血管炎，外傷，外科手術後，関節リウマチ，Crohn病など

軽度上昇(0.14 ～ 1)
歯周炎，ウイルス感染など

基準値 0.14 mg/dL以下

CRP：C-reactive protein

産生のメカニズム

CRPは健常な人の血液中にはほとんど存在しないタンパク質です。体内に炎症が起きたり，組織の一部が壊れたりした場合，サイトカインが分泌されます。サイトカインは肝細胞を刺激して，CRPを合成します（図1）。例えば，感染症やけが，手術などでCRPは上昇します。

CRPとは，C反応性タンパクの略で，肺炎球菌という細菌がもつC多糖体に結合する性質に由来します。

図1 CRP 産生機序

炎症 → 炎症性サイトカイン → 肝臓でCRP合成 → CRP

CRPの役割

CRPが結合した細菌は，マクロファージに取り込まれやすくなります（図2）。つまり，体内の病的産物を除去する作用があります。CRPの産生量は基本的に炎症反応の強さに相関し，炎症が強いほどCRP値は高くなります。しかし，同様の疾患で同程度の重症度の場合でも，CRPの上昇の程度には大きな個人差があるので注意が必要です。CRPはわが国では当たり前のように測定されていますが，感染症のほか，膠原病や悪性腫瘍，一部の内分泌性疾患でも上昇してしまうなど，特異性に乏しい面もあるため，海外ではあまり使用されていません。

図2 CRPと結合した細菌を捕食するマクロファージ

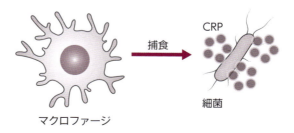

マクロファージ　捕食　CRP　細菌

リハ視点での解釈

✓ CRPのピーク時期を把握して炎症を読み解きましょう。

- CRPは炎症マーカーの代表として知られていますが，CRPが高値＝感染，CRPが低値＝非感染というわけではないことに注意してください。これらはあくまでも参考であり，CRPのみで判断するのはよくないといわれています。しかし，炎症がどの程度起きているのかの確認はできます。CRPは炎症や組織の崩壊後3〜6時間以内に増加し始め，2〜3日目がピークになります。ほかの炎症マーカーも同時に見て，炎症の程度，時期をしっかりと見極める必要があります（図3）。

Dr's コメント
CRP上昇時は，注意深い観察が必要です。発熱と感染の有無，息切れ，胸痛の有無，食事，水分摂取状況，排泄状況，疼痛などの徴候も観察してください。

図3 炎症の経過と炎症マーカーの関係

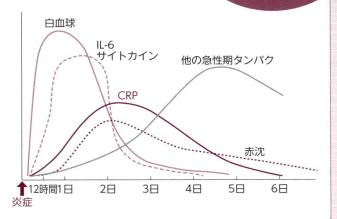

検査値活用術　リハへの活かし方

禁忌ですよ！ パニック値 30.0 mg/dL以上

薬剤 これだけはチェック！
低値を示す可能性あり
免疫抑制薬（カルシニューリン阻害薬：シクロスポリンなど）

CRP10以上の場合
● 侵襲の程度が強いと考えられるので，機能維持を目標としたリハを中心に実施し，積極的なレジスタンス運動などは避けましょう。積極的な筋トレは筋肉量の減少を助長させる可能性があります。

CRP5以上10未満の場合
● 患者の状態を確認しながらリハのメニューを変更しましょう。明らかな改善傾向が認められる，もしくは侵襲が落ち着いてきているがCRPの半減期（19時間）の関係で，まだ高い値を示している場合は機能改善を目標としたリハを実施します。

CRP3以上5未満の場合
● 機能改善を目標としたリハ（レジスタンス運動や有酸素運動など）を検討してもよいです。しかし，CRPが3〜5で持続している場合には，変化に注意しながら実施しましょう。機能改善を目標としたリハでCRPが上昇するようであれば，メニューを再検討します。

CRP3未満の場合
● 機能改善を目標としたリハの負荷を強めていきましょう（表1）。

表1 CRPの値とリハの内容

CRPの値（mg/dL）	リハ内容
10以上	機能維持
5以上10未満	機能維持→機能改善
3以上5未満	機能改善
3未満	積極的な機能改善

慢性炎症について

● 炎症と運動の関係

　炎症には急性炎症と慢性炎症があります。急性炎症は炎症のうち細菌などに感染してすぐの状態です。臨床的には7日程度以内の炎症といわれています。慢性炎症とは炎症のうち，進行が穏やかに持続するものです。臨床的には1週間以上の炎症といわれています。ただ，1週間炎症が続いているからすぐに慢性炎症だといわれると少し判断に迷ってしまいます。組織異常が治癒しないために炎症が起き続けるという場合，厳密にいうと慢性炎症ではありません。慢性炎症とは，組織の異常が解消されているのにもかかわらず，炎症の活動が収束しないものです。難しいですね…。急性炎症を示すマーカーの説明などはいろいろな参考書でも詳しく説明されているので，今回は慢性炎症に焦点を絞って解説したいと思います。

　肥満や高齢化は大きな問題となっています。なぜ問題なのかというと，それには慢性炎症が深くかかわっています。動脈硬化，肥満，Alzheimer病などの種々の疾患は，慢性的な炎症性の変化によって症状が進行するのではないかと考えられています。さらには老化そのものも，慢性炎症によって進行している可能性があります。慢性炎症の原因として，ストレス，喫煙，高血糖，加齢，肥満などが考えられています。太っていると身体によくないというのは，何となくわかると思いますが，なぜそれが慢性炎症につながってしまうのでしょうか？　それは，肥満細胞を邪魔者だと判断した免疫細胞が体内から排除しようとするからなのです。つまり，肥満細胞が増えるとそれだけ，免疫細胞が活性化してしまい，炎症が持続してしまうことになるのです。

　加齢に伴って慢性炎症が起きやすくなる背景として，①免疫の変化，②全身的な変化の2つの要因が考えられています。それぞれを詳しく説明していきます。まず，免疫の変化です。加齢に伴って，死んでしまう細胞は増えていきます。この死んだ細胞は免疫細胞の一種であるマクロファージによって，処理されます。しかし，年をとると当然マクロファージの機能も低下します。すると，死んだ細胞を処理しきれなくなり，その死んだ細胞を処理するために別の免疫細胞が刺激され，炎症が持続します。次に全身的な変化です。加齢による全身的な代謝や内分泌系の変化も炎症を促進する要因となります。加齢により，本来脂肪をためる場所である皮下脂肪の機能が低下します。それに伴い，行き場所を失った脂肪細胞は内臓脂肪や本来脂肪が蓄積しない組織（肝臓，筋肉，骨髄など）に蓄積するようになります。すると皮下脂肪以外の場所に蓄積した細胞は，炎症を誘導してしまいます。このように加齢や肥満が慢性炎症を助長させるのです。しかも，慢性炎症のやっかいなところは，加齢や肥満が慢性炎症を引き起こし，慢性炎症が老化を加速させるという負の連鎖に陥ってしまう点です。

　慢性炎症がとてもやっかいなものであることがわかったと思うのですが，実際にどうしたら，慢性炎症を予防，改善できるのかが気になると思います。その答えはずばり運動です。運動をすることで，IL-6とIL-10が増加し，TNF-α（炎症を促進する）が阻害され，IL-1ra（炎症性サイトカインIL-1の活性を阻害）を刺激し，IL-1βシグナル伝達（炎症を引き起こす）が制限され，抗炎症作用をもたらすと報告されています[1]。それだけではなく，筋肉由来のIL-6は直接的な抗炎症効果

があると報告されています[1]。また，運動を長期間行うことで身体組成が改善（脂肪細胞の減少や筋肉量の増加）することにより，間接的な抗炎症作用も認められるそうです[2]。運動すごいですね。運動が慢性炎症を予防，改善できることはわかったと思うのですが，「実際どのような種類の運動をどの程度の強度で行えばよいのか？」って気になりますよね？ この疑問にお答えしていきます。多くの先行研究で運動と慢性炎症の関係について調べられています。その論文のなかで，有酸素運動とレジスタンス運動を組み合わせた運動が最も抗炎症作用が強いと報告されています[2]。有酸素運動であれば，中等度の強度（最大心拍の60％程度）の運動を20分×週5回，レジスタンス運動であれば，中等度から高強度の運動を週3回程度が目安となります。しかし，上記の強度・頻度で運動をしなかったら抗炎症作用がないかといったら，そうではありません。実際，上記の強度・頻度で運動をできない人もたくさんいると思います。では，抗炎症作用が認められる最低限の強度はどの程度なのか先行研究をもとに紹介していきます。先行研究では65歳以上の高齢者は1週間に300分以上の低強度運動をすることによって，抗炎症作用が認められることが報告されています[3]。低強度運動とはゆっくりとした歩行や家事，ストレッチ，ギターやピアノなどの楽器演奏などです。1週間に300分以上ということは，1日に45分程度無理のない範囲で身体を動かすだけでよいので高齢者でも実行しやすいですね。可能であれば，上記の有酸素運動とレジスタンス運動を組み合わせた運動をしたほうがよいですが，そういった運動が難しい人の場合には，何か機会があるごとに意識して身体を動かすことで，何もしないよりも健康的になれる可能性があります。運動が難しい人には積極的に進めていきたい方法ですね。

| 引用文献 |

1) Stewart LK, et al: The influence of exercise training on inflammatory cytokines and C-reactive protein. Med Sci Sports Exerc, 39(10): 1714-1719, 2007.
2) Xia Z, et al: Hypertrophy-Promoting Effects of Leucine Supplementation and Moderate Intensity Aerobic Exercise in Pre-Senescent Mice. Nutrients, 8(5): 246, 2016.
3) Loprinzi PD, et al: Evidence to support including lifestyle light-intensity recommendations in physical activity guidelines for older adults. Am J Health Promot, 29(5): 277-284, 2015.

第4章 | タンパク・酵素系の検査データを読み解きリハに活かす

プロカルシトニン
PCT

感染を反映

高値
- 細菌性敗血症
- 全身感染症
- 敗血症

基準値 0.50 ng/mL未満

PCT：procalcitonin

産生のメカニズム

PCTは甲状腺で産生されるカルシトニンの前駆タンパクであり、健常人の血中にはほとんど認められません（図1）。しかし、細菌感染や敗血症、炎症性サイトカインの刺激により、甲状腺以外の臓器（肝臓、肺、腎臓、筋肉など）からもPCTが産生され、値が上昇します。一方でウイルス感染や膠原病などでは産生されず、上昇しません。

図1 生理的状態におけるプロカルシトニンの体内動態

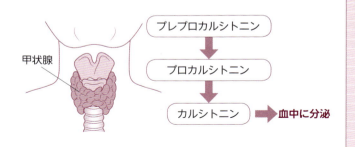

PCTの役割

感染症の場合、細菌感染なのかウイルス感染なのかの鑑別にPCTは有用な指標となります（図2）。全身性炎症と感染症の診断補助に頻繁に使用されるCRPと比べ、PCTの体内動態は細菌感染症と細菌性敗血症の場合に早期に濃度が増加し、感染症がコントロールされると急速に減少するという優れた生体動態をもっています。

図2 感染状態におけるプロカルシトニンの体内動態

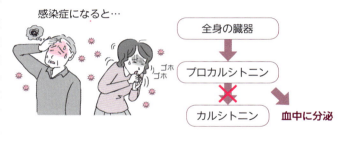

CRP：C-reactive protein（C反応性タンパク）

リハ視点での解釈

✓ **細菌感染症でPCTが上昇するのは2～4時間経過してからといわれています。これはCRPと比較して早いとされています。**

> Dr's コメント
> PCT上昇を示す敗血症では，可能な限り早期のリハ介入が推奨されます。

- PCTの値によって敗血症の程度が判断できます（表1）。
- PCTは細菌感染症や敗血症などで上昇しますが，外傷でも上昇することが報告されているため，外傷が起きていないか確認しましょう。外傷患者のPCTは受傷後早期に一過性に上昇し，敗血症を合併すると再上昇します。PCTの時系列変化にも注意しましょう。

表1 PCTの値と考えられる病態

PCT値 (ng/mL)	考えられる病態・病名
0.25～0.5	健常者，軽症の局所感染症・ウイルス感染症，非細菌性SIRS
0.5 ～2.0	敗血症
2.0 ～10.0	重度の敗血症
10.0 ～	敗血症性ショック

検査値活用術　リハへの活かし方

禁忌ですよ！　パニック値 10.0 ng/mL

敗血症でICU入院の場合

- ICU-AWによる筋力低下や，ICU-ADの予防，改善のために，医師の確認の下，可能な限り早期離床，リハを実施していきます（図3）。
- 意識障害がある人の多くはベッドの頭側のギャッジアップが50°を超えると，頭部が非常に不安定になります。そのため，ギャッジアップさせる際は高機能なベッドを用いるか，もしくは，頭部が不安定にならないような固定が必要です。

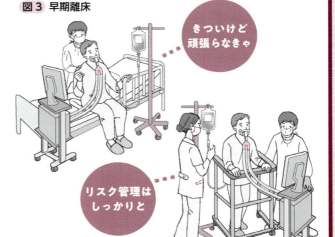

図3 早期離床

「きついけど頑張らなきゃ」
「リスク管理はしっかりと」

| 補足 | **ICU-AWとは**：ICUに入室する重症患者が，入室から数日以内の比較的早期に急性のびまん性筋力低下を発症すること。ICU-AWの診断基準は，次の1かつ2かつ3または4かつ5を満たす場合です。①重症病態の発症後に全身の筋力低下が進展，②筋力低下はびまん性（近位筋/遠位筋の両者），左右対称性，弛緩性であり，通常脳神経支配筋は侵されない。③24時間以上開けて2回行ったMRCスコアの合計が48点未満。または，検査可能な筋の平均MRCスコアが4点未満。④人工呼吸器に依存している。⑤背景にある重症疾患と関連しない筋力低下の原因が除外されている[1]。

ICU-ADとは：ICUせん妄のこと

SIRS：systemic inflammatory response syndrome（全身性炎症反応症候群），ICU-AW：intensive care unit-acquired weakness，ICU-AD：intensive care unit-acquired delirium

引用文献

1) Stevens RD, et al: A framework for diagnosing and classifying intensive care unit-acquired weakness. Crit Care Med, 37: S299-308, 2009.

総タンパク TP

栄養状態を反映

TP：total protein

高値
- 多発性骨髄腫
- 原発性マクログロブリン血症
- 慢性活動性肝炎
- 自己免疫疾患
- 悪性腫瘍

基準値　6.6〜8.1 g/dL

低値
- ネフローゼ症候群
- 重症肝障害
- 悪液質
- 低栄養

産生のメカニズム

TPとは血液中のタンパク質の総量を表します。血清中には100種類以上のタンパク質があり，その総量がTPです。肝臓や腎臓に障害を受けると，肝臓ではタンパク質がつくられにくくなり，腎臓ではタンパク質が排泄されやすくなるため，TPは低下します。逆に脱水や多発性骨髄腫があるとTPは増加します（図1）。しかし，TPはさまざまなタンパク質を一まとめにして検査しています。そのため，どの種類のタンパク質がTPの値に影響しているのかを判断するには血清タンパク分画を測定する必要があります。

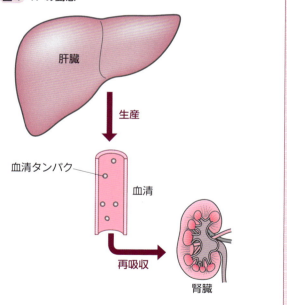

図1　TPの動態

TPの役割

血清中には100種類以上のタンパク質が含まれており，各々が健康・生命維持に重要な役割を果たしています。

薬剤 これだけはチェック！

高値を示す可能性あり
抗菌薬（βラクタム系のペニシリン系，セフェム系）の大量投与

リハ視点での解釈

高値

✓ **アルブミン値も併せて確認しましょう。**

・TPの低下は血清アルブミンの減少，上昇は免疫グロブリンの増加を反映していることが多いです。しかし，総タンパクはさまざまな機能をもつタンパク質を一まとめにしているため，TPの値の高低だけでは疾病の原因を特定することはできません。TPに異常がある場合，血清アルブミンを測定して，A/G比や血清タンパク分画も確認しましょう（表1，図2）。

> **Dr's コメント**
> 仰臥位では，座位や立位よりも0.5〜1.0 g/dL低いです。60歳以上で0.5 g/dL程度低くなります。総タンパクの60〜70％はアルブミンで20％程度が免疫グロブリンで占められます。

表1 TP，A/G比の変化とその解釈

指標の変化	解釈
TP↑, A/G比↑	臨床的意義は少ない
TP↑, A/G比→	脱水症の疑い
TP↑, A/G比↓	IgG, IgA, IgM, Mタンパク血症の値を確認
TP↓, A/G比↑	免疫グロブリンの減少
TP↓, A/G比→	血液や検体の希釈
TP↓, A/G比↓	血清アルブミンの低下，栄養状態，肝機能を確認

図2 正常な血清タンパク分画

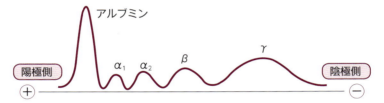

検査値活用術　リハへの活かし方

禁忌ですよ！

パニック値
10 g/dL以上
4 g/dL以下

高値の場合
● リハ前・中・後に脱水症状が出ていないか確認してください（図3）。

低値の場合
● 食事量を確認します。食事は高タンパク，高ビタミン食の摂取を促しましょう。
● 易感染状態なので，リハ前にバイタルサイン，熱発の有無を確認することが重要です（図4）。
● 低栄養状態が疑われる場合は，リハの負荷に注意しましょう。

図3 脱水症状

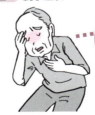

めまい，吐き気，ぼんやりする，手足のふるえなどが出たら注意！

図4 バイタルサインの確認

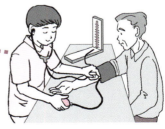

顔色はどうかな？熱感がないかも同時に確認しましょう

A/G比：albumin/globulin ratio（アルブミン/グロブリン比）

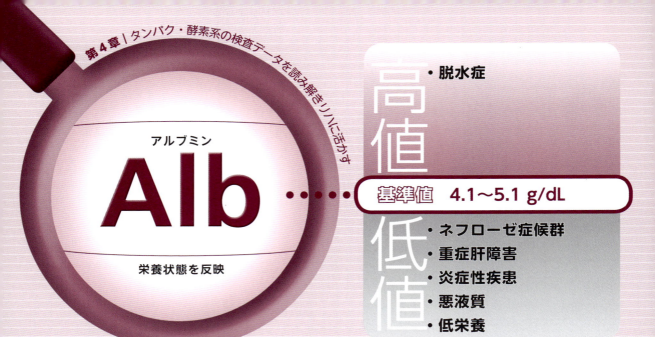

- 脱水症

基準値　4.1〜5.1 g/dL

- ネフローゼ症候群
- 重症肝障害
- 炎症性疾患
- 悪液質
- 低栄養

Alb：albumin

産生のメカニズム

Albの生成にはエネルギー摂取量，血中アミノ酸量，ホルモン，血管外Alb量，血漿膠質浸透圧などの影響を受けます．Albは，体重1 kg当たり約5 gが体内に貯蔵されています．例えば，体重60 kgの成人であれば，約300 gのAlbが存在することになります．Albは約40％が血管内に，残り60％が血管外に分布しています（図1）．

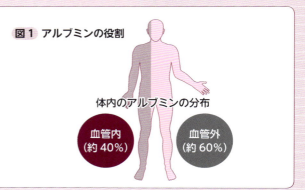

図1　アルブミンの役割

Albの役割

Albは肝臓で合成されるタンパク質で，血液中に含まれるタンパク質のなかでは最も量が多く，総タンパクの約6割を占めます．浸透圧の維持や，脂肪酸，間接ビリルビン，甲状腺ホルモン（サイロキシン）などさまざまな物質の輸送体として働きます（図2）．

図2　アルブミンの役割

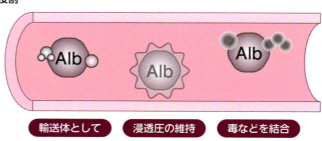

リハ視点での解釈

低値
- ✓ Alb値の異常は産生低下(肝障害，炎症状態，低栄養)，体外への漏出(尿など)，代謝の亢進(炎症状態，甲状腺機能亢進症)で起こります。

産生低下
- 肝機能の評価やCRP，TPの値を確認してみましょう。
- 食事量，提供されているカロリー量，消費カロリーなどを確認してください。

体外への漏出
- 尿タンパクの有無を確かめましょう。

代謝の亢進
- WBCやCRP，甲状腺機能を調べましょう。

> **Dr's コメント**
> 健康状態や栄養状態を知る指標となります。低値の場合は，高タンパク食品の摂取や末梢循環の改善に気をつけます。

検査値活用術　リハへの活かし方

禁忌ですよ！
パニック値
6.0 g/dL以上
2.0 g/dL未満

- BMIや上腕二頭筋皮脂厚，下腿三頭筋などを測定し，栄養状態の確認をします。
- 低Alb状態(3.0 g/dL)だと末梢の浮腫が出現しやすいです。弾性ストッキングの着用や，下腿三頭筋の収縮を促すような運動を行いましょう(図3)。また，寝るときは下肢を心臓より高くして寝るように指導します。
- 高度栄養障害(Alb 2.0未満)の場合，機能維持を目的に関節可動域運動や褥瘡予防のためのポジショニングなどに留めておきます。
- 中等度栄養障害(Alb 2.0〜2.7)の場合，機能維持を目的とした関節可動域運動を中心に，少しずつ運動を開始していきましょう。機能改善が見込まれるようであれば，負荷も徐々に上げていきます。
- 軽度栄養障害(Alb2.8〜3.8)の場合，運動の負荷を徐々に上げていきましょう。栄養状態の改善とともに，負荷量も上げていきます(表1)。

図3　浮腫対策

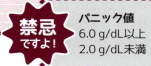

足関節底背屈運動　　　弾性ストッキングの着用

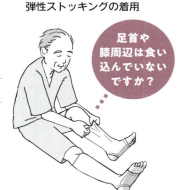

1秒に1回のリズムで行うのがおすすめ

足首や膝周辺は食い込んでいないですか？

表1　Albの値とリハ内容

Albの値（g/dL）	リハ内容
2.0 未満	機能維持
2.0〜2.7	機能維持→機能改善
2.8〜3.7	機能改善
3.8 以上	積極的な機能改善

薬剤　これだけはチェック！

低値を示す可能性あり
ペニシリン系抗生物質製剤(ペニシリンG)の大量投与

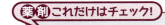

CRP：C-reactive protein(C反応性タンパク)，TP：total protein(総タンパク)，WBC：white blood cell(白血球)，BMI：body mass index

CASE 5

介護老人保健施設に入所している要介護高齢者の症例

　介護老人保健施設に入所した要介護高齢者を例に考えてみましょう．介護老人保健施設では血液検査を行っていないところも多いかと思います．また，血液検査が行われていても，最小限の項目，入所時のみ測定というところもあると思います．しかし，慢性期の高齢者はさまざまな疾患を合併していることが多いです．加えて，医師がいないことも多いです．そのため，限られた情報からリハスタッフが判断していく場面が多いです．今回の症例検討では，限られた情報を基に考えていってみましょう．

年齢80歳代，男性
【入所時のデータ】
身長160.5 cm，体重43.6 kg，BMI 16.9 kg/m^2，上腕周径18.6 cm，下腿周径26.7 cm
提供カロリー：1,400kcal，食事摂取量9割
疾患：廃用症候群
要介護度：3
一人暮らし
移動：歩行器歩行

検査データ(表1)

表1 検査データ

CRP (mg/dL)	0.15
TP (g/dL)	5.9
Alb (g/dL)	3.0

● 栄養はどのような状態ですか

　TPとAlbの値から，低栄養が考えられます．しかし，Albは炎症状態で値が低くなってしまうため，CRPの値も確認する必要があります．今回はCRPも測定されているようですので，確認してみましょう．CRPの値は0.15mg/dLと軽度の炎症状態が認められますが，Albに大きな影響を与えるレベルではなさそうです．また，Albの値は腎機能や肝機能の影響も受けますが，今回の血液データでは肝機能や腎機能は測定されていませんでした．しかし，現病歴，既往歴をみても廃用症候群しかないので，肝疾患や，腎疾患を合併していないと判断できます（本当に肝疾患や腎疾患がないかは不明です）．このことから，今回のAlbの低下は低栄養が原因と考えることができそうです．

● どのような評価をしたらよいですか，評価する間隔はどの程度ですか

　介護老人保健施設などでは採血が限られるため，身体計測（体重や下腿周径など）は定期的（3カ月に1度）に測定していき，栄養状態を把握していきましょう。身体計測の際には浮腫や腹水などの有無を評価することも重要です。その他の評価項目も3カ月に1度は評価するようにします。

　上腕周径と下腿周径を測定します。上腕周径は21 cm未満，下腿周径では28 cm未満で低栄養が疑われます。

　体組成計があるのであれば，体組成計で筋肉量を測定しましょう。

　嚥下機能の測定を行います。

　握力で全身の筋力を評価し，可能であれば，ハンドヘルドダイナモメーターで下肢の筋力も測定します。

　1日のエネルギー消費量と摂取量を把握し，今後の栄養状態を予測しましょう。エネルギー消費量は以下の式で算出することができます。

基礎エネルギー消費量（BEE，kcal）
　男性：66.47＋13.75×体重（kg）＋5.0×身長（cm）－6.76×年齢（年）
　女性：655.1＋9.56×体重（kg）＋1.85×身長（cm）－4.68×年齢（年）
　全エネルギー消費量（TEE，kcal）＝BEE×活動係数×ストレス係数

今回の症例の場合

　今回の症例のBEEは893 kcalとなります。活動係数を1.3，ストレス係数を1.1として計算し，TEEは1,278 kcalと算出されます。食事提供量は1,400 kcalで，食事摂取割合は9割だったので，エネルギー摂取量は1,260 kcalとなります。この結果より，エネルギー摂取量－エネルギー消費量は1260-1278＝－18 kcalとなります。このことから，ほぼ必要なエネルギー量は確保できていると判断できます。

● どのような介入を行えばよいですか：リハの進め方

　Albの値と上腕周径，下腿周径の値から本症例は軽度～中等度栄養障害であると考えられます。軽度から中等度栄養障害であれば，機能改善を目的としたリハが可能と判断できます。ただし，十分に経口摂取できているか，言語聴覚士や管理栄養士，看護師，介護士に確認してからリハの負荷を設定してきます。十分に経口摂取できているのではあれば，レジスタンストレーニングや歩行練習を中心に，漸増的に負荷を上げていきましょう。

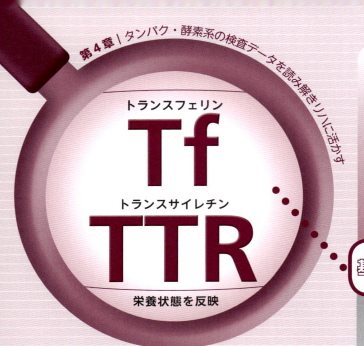

Tf : transferrin
TTR : transthyretin
※ (PA : pre albumin；プレアルブミンともよばれます)

産生のメカニズム

Tfは，主に肝臓で合成される糖タンパク質で，タンパク分画におけるβ分画の主要成分です。
TTRは主に肝臓で合成され血液中に分泌されます。肝臓のほかには，脳室脈絡叢，網膜，膵臓などにおいても産生されます。

Tf，TTR（PA）の役割

Tfは腸管から吸収された鉄や組織から放出された鉄を結合して，血中を運搬し，造血細胞に引き渡す役割を担っています。

栄養状態の程度を判断する検査としてはAlbが有名ですが，TTR（PA）も使用されています。TTR（PA）はAlbと比較して半減期（Alb：21日，Tf：7日，TTR（PA）：1.9日）が短いため，栄養状態を即座に反映しやすいといえます（表1）。

表1 各指標と半減期

指標	半減期
Alb	21 日
Tf	7 日
TTR	1.9 日
RBP	16 時間

RBP：retinol-binding protein（レチノール結合タンパク）

Alb：albumin（アルブミン）

リハ視点での解釈

✓ Tfの低下
200 mg/dL以下：軽度栄養障害
150 mg/dL以下：中等度栄養障害
100 mg/dL以下：重度栄養障害

✓ TTR(PA)の低下
15 mg/dL以下：軽度栄養障害
10 mg/dL以下：中等度栄養障害
5 mg/dL以下：重度栄養障害

Dr's コメント
TTRは急性期の栄養指標には適しますが，慢性期には適しません。慢性期はAlbが指標となります。

検査値活用術　リハへの活かし方

禁忌ですよ!

注意値
Tf：100 mg/dL以下
TTR：5 mg/dL以下

TTR(PA)　(表2)

15.1 mg/dL以上（栄養状態正常）の場合
● レジスタンス運動や有酸素運動でも負荷の高いリハを積極的に実施して大丈夫です。

10.1 mg/dL以上，15 mg/dL以下（軽度栄養障害）の場合
● 積極的なリハの実施も可能ですが，TTR(PA)の値を適宜確認しながら実施します。機能改善が見込まれるようであれば，負荷を増やしていきましょう。レジスタンス運動や有酸素運動で栄養状態が悪化するようであれば，負荷量の調整を行います。

5.1 mg/dL以上，10 mg/dL以下（中等度栄養障害）の場合
● レジスタンス運動での筋タンパク合成があまり期待できない状態ですので，リハの負荷量をしっかり確認してから行いましょう。

5 mg/dL以下（重度栄養障害）の場合
● 関節可動域運動や褥瘡予防のポジショニングなど機能維持を目的としたリハにとどめておきます。栄養状態が悪いと褥瘡のリスクも高まりますので，ポジショニングは注意して行います。

表2　TTR(PA)の値とリハ内容

TTR(PA)の値 (mg/dL)	リハ内容
5.0 以下	機能維持
5.1～10.0	機能維持→機能改善
10.1～15.0	機能改善
15.1 以上	積極的な機能改善

栄養系指標と半減期

Alb：21日

Tf：7日　半減期が7日と短く，重篤な栄養障害で減少するので有用性は高いです。しかし，鉄欠乏で増加するなど，鉄代謝の影響が大きく，炎症，感染症，肝疾患の影響を受けるため，ほかの検査データや臨床症状に注意する必要があります。

TTR(PA)：1.9日　タンパク質の摂取状況を鋭敏に反映します。しかし，急性炎症（火傷）や感染症で減少します。また，TTRは肝で合成されているため，肝機能障害では速やかに低下します。そのため肝障害の重症度や肝予備能，肝でのタンパク合成能の把握にも利用されます。

RBP：16時間　血中半減期が短く，栄養状態変動を感度よく表すため，入院期間中，術前術後など短期の栄養状態の指標として優れています。しかし，RBPは肝胆道系疾患で減少し，糸球体濾過能の影響を受け腎疾患では増加します。そのため，これらの病態把握にも利用されており，栄養指標として利用する場合にはこれらの疾患の有無を考慮する必要があります。

栄養状態を反映する指標と半減期

　栄養状態を反映する血液データでリハスタッフがまず思いつくのがアルブミンだと思います。しかし，最近ではアルブミンだけでなく，栄養状態を反映すると考えられている血液データが増えてきました。今回はそれらについて説明していきたいと思います。

● アルブミン

　アルブミンは半減期が21日と長く，中長期の栄養状態を把握するには有用な指標の1つです。しかし，急性期など変化が激しい時期では栄養状態を反映していない可能性があります。また，炎症の影響も受けます。アルブミンは炎症状態だと，栄養状態が良好であっても値が低下します。例えば，大腿骨頸部骨折の術後，創傷治癒のためタンパク質が必要となり，アルブミンが消費されると値は低下します。そのため，急性の炎症や手術がない回復期もしくは維持期などにおいては有用な指標となりえます。このようにアルブミンだけでは栄養の評価には不十分なのです。そのため，最近ではリアルタイムの栄養状態を反映する指標としてトランスフェリンやトランスサイレチン（プレアルブミン），レチノール結合タンパクなどのラピッドターンオーバープロテイン（rapid turnover protein：RTP）が推奨されています。ラピッド（速い），ターンオーバー（入れ替わり），プロテイン，つまり，半減期が短いタンパク質ですね。次にRTPをそれぞれ説明していきます。

● トランスフェリン

　トランスフェリンは半減期が7日と短く，重篤な栄養障害で減少するので有用性は高いと考えられています。しかし，トランスフェリンは鉄の欠乏で増加してしまうなど，鉄代謝に大きな影響を受けます。加えて，炎症，感染症，肝疾患の影響も受けるため，ほかの検査データと合わせてみていく必要があります。半減期がアルブミンと比べて短いため，急性期の栄養状態の把握にもうまく使えそうです。反対に，回復期や維持期など長期的に栄養状態を把握したい場合には，あまり有用であるとはいえないかもしれません。

● トランスサイレチン（プレアルブミン）

　トランスサイレチンはプレアルブミンともよばれています。トランスサイレチンは半減期がトランスフェリンよりさらに短く1.9日です。タンパク質の摂取状況を鋭敏に反映するといわれています。しかし，急性炎症や感染症でも減少します。また，トランスサイレチンは肝で合成されているため，肝機能障害でも低下します。そのため肝障害の重症度や肝予備能，肝でのタンパク合成能の把握にも利用されています。

● レチノール結合タンパク
　レチノール結合タンパクはトランスサイレチンよりもさらに半減期が短く，16時間です。血中半減期が短く，栄養状態の変動を感度よく表すため，入院期間中，術前術後など短期の栄養状態の指標として優れています。しかし，レチノール結合タンパクは肝胆道系疾患で減少し，糸球体濾過能の影響を受け腎疾患では増加します。そのため，これらの病態把握にも利用されており，栄養指標として利用する場合にはこれらの疾患の有無を考慮する必要があります。

　このように，半減期が短いRTPは急性期の栄養状態を反映する指標として有用であることがわかりましたが，疾患やほかの検査値をよく確認してから使用する必要がありそうです。
　ここまで，血液データからみる4つの栄養指標を説明しました。これらの指標には具体的なカットオフ値が存在していますが，リハ職にとっては「これらの指標のリハ時において目安の数字はいくつ程度なんだろう？」と疑問がわくことが多いと思います。「まだ明らかになっていない」が正しい答えです。このなかで一番有名なアルブミンでさえ，アルブミンが予後に与える影響などは明らかになってきていますが，アルブミンの値によってリハの効果に差が出るのか，アルブミンの値がいくつであればどの程度まで負荷をかけてよいのか，アルブミンの値とリハの負荷強度，運動様式の関係などはほとんどわかっていません。アルブミンでさえこの状態なので，トランスフェリンやトランスサイレチン（プレアルブミン），レチノール結合タンパクについては，まったくといっていいほどわかっていません。そのため，現状では患者の状態をその都度みながらリハの負荷量を適宜変更していくしかなさそうです。最近ではリハビリテーション栄養という言葉ができたり，日本心臓リハビリテーション学会など内部障害系のリハの学会でも栄養関連の発表が増えたりしてきました。このように，少しずつリハ職に栄養が注目されていけば，現在明らかになっていない具体的な数値や低栄養状態に合わせた適切なリハプロトコルができてくるのではないかと思います。

第4章 タンパク・酵素系の検査データを読み解きリハに活かす

乳酸脱水素酵素 LDH

障害臓器の予測

LDH：lactic acid dehydrogenase

高値

LDH1, LDH2 の上昇
- 悪性貧血，急性心筋梗塞，溶血性貧血

LDH2, LDH3 の上昇
- 白血病，悪性リンパ腫

LDH5 の上昇
- 急性肝炎，原発性肝がん，肝硬変

基準値　124～222 U/L

低値
- 臨床的意義は少ない

産生のメカニズム

　LDHは生体組織のほとんどに存在する酵素です。解糖系の末端に位置しており，嫌気条件下のエネルギー産生に重要な役割を果たしています。細胞が障害されると血液中に漏れ出し，数値が上昇します（図1）。

図1　LDHの役割

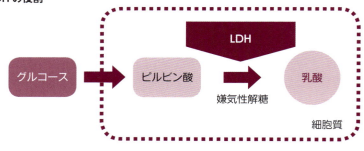

LDHの役割

　LDHはその特性から，貧血，炎症，腫瘍などのスクリーニング検査として用いられています。また，LDHは筋肉にも含まれていることから，激しい運動後などは高値を示すことがあります。LDHには5種類のアイソザイム（LDH1～5）がありますが，それぞれ存在部位や分子構造が異なるため，各LDHを分析することで，どの部位に異常が出ているか推定することができます。

|補足|　**アイソザイム**：アイソザイムとは酵素としての働きは同じですが，タンパク質の構造が異なるものです。各臓器によって含まれるアイソザイムが異なりますので，どのアイソザイムの量が多くなっているかを調べることで障害のある臓器を推定することが可能となります。

リハ視点での解釈

✓ **LDHの上昇により炎症が起きている可能性があります。炎症はタンパク異化を引き起こし，筋肉量の減少をまねき，筋力が減少します。**

> **Dr's コメント**
> アイソザイムによって半減期が異なるため，心筋障害では上昇が遷延しますが，肝障害では速やかに低下します。

LDHのアイソザイムの種類と高値で考えられる状態，ほかの検査との関連は以下の通りです（表1，2）。

表1 アイソザイムの種類と高値で考えられる状態

アイソザイムの種類	基準範囲	高値で考えられる状態
LDH1	30～40%	悪性貧血，心筋梗塞
LDH2	34～48%	心筋梗塞，白血病，筋ジストロフィー，多発性筋炎，肺梗塞
LDH3	15～22%	白血病，筋ジストロフィー，多発性筋炎，肺梗塞
LDH4	1～5%	悪性腫瘍
LDH5	1～5%	肝障害，悪性腫瘍

表2 LDHの上昇を伴う疾患と関連する検査

	LDHが上昇する疾患	関連する検査
肝疾患	肝炎，肝硬変，原発性肝がんなど	AST，ALT
胆道・膵臓疾患	胆のう炎，胆管炎，膵炎，膵がんなど	ALP，γ-GTP，AMY，PAMY
心疾患	心筋梗塞，心筋炎，うっ血性心不全など	AST，CK，CK-MB，トロポニンT，心電図
肺疾患	肺梗塞，肺がん，間質性肺炎など	胸部X線，胸部CT
腎疾患	腎梗塞，急性腎不全，腎がんなど	Cr，腹部CT
筋疾患	多発性筋炎など	CK，アルドラーゼ
血液疾患	溶血性貧血，白血病など	AST，間接ビリルビン，K
悪性腫瘍	胃がん，大腸がんなど	CT，エコーなど

検査値活用術 リハへの活かし方

禁忌ですよ！ パニック値 1,000 U/L以上

- LDHの上昇が認められたら，カルテを確認し，疾患に関連したその他の血液指標を確認します。
- 炎症により筋肉量の減少が起きている可能性があるため，身体組成（BMI，筋肉量）の確認を行いましょう。
- 筋肉量の確認はBIAでの測定が望ましいですが，なければ上腕周径と下腿周径を測定します（図2，3）。

図2 上腕周径
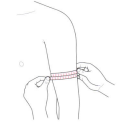

図3 下腿周径
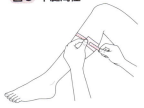

薬剤 これだけはチェック！

高値を示す可能性あり
副腎皮質ホルモン製剤（ステロイド製剤）：プレドニゾロン（プレドニン®）
HMG-CoA還元酵素阻害薬：アトルバスタチン（リピトール®）
フィブラート系高脂血症治療薬：ベザフィブラート（ベザトール®）
ニューキノロン系抗菌薬：レボフロキサシン（クラビット®）
ACE阻害薬：エナラプリル（レニベース®）
肝障害を引き起こすおそれのある薬 ➡ p.79

第4章 | タンパク・酵素系の検査データを読み解きリハに活かす

ALP
アルカリフォスファターゼ
障害臓器の予測

高値
- 肝障害
- 胆道系疾患
- 骨代謝系疾患

基準値　106〜322 U/L

低値
- 甲状腺機能亢進症

ALP：alkaline phosphatase

ALPとは

　ALPはアルカリ性でリン酸モノエステルを加水分解する酵素です。肝臓，小腸，骨，胎盤など，多くの臓器に含まれている酵素です（図1）。例えば，胆道が閉塞した場合は酵素の胆汁中への排泄が障害されるため，ALPは上昇します（図2）。ALPは数種類のアイソザイムが存在します。

図1　ALPの分布

正常

ALPは，肝細胞，特に毛細胆管側膜や胆道上皮細胞に存在し，胆汁中へ排泄されます。

図2　胆道閉塞による影響

異常

胆道が閉塞すると，酵素の胆汁中への排泄が障害され血中へ流出するため，胆道閉塞の指標となります。

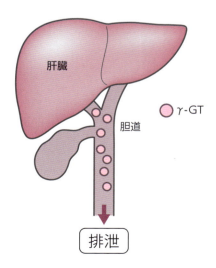

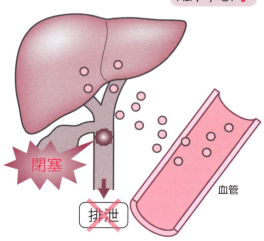

リハ視点での解釈

　それぞれのアイソザイムが高い場合に考えられる状態は以下の通りです（表1）。しかし，ALP単独ではわからないことも多いため，ほかの指標も組み合わせて確認することが重要です。例えば，肝胆道系疾患であれば，ほかの指標としてγ-GTPなども確認する必要があります。また，甲状腺機能亢進症であれば，ALP以外にもコレステロールやCKも併せて確認する必要があります。

表1　アイソザイムの種類と高値で考えられる状態

アイソザイムの種類	由来臓器	高値で考えられる状態
ALP1	肝，胆管	閉塞性黄疸，胆管炎
ALP2	肝	慢性肝炎，肝硬変，肝がん
ALP3	骨	骨腫瘍，悪性腫瘍の骨転移，慢性腎不全，糖尿病
ALP4	胎盤	妊娠
ALP5	小腸	肝硬変
ALP6	ADL結合性免疫グロブリン	潰瘍性大腸炎

検査値活用術　リハへの活かし方

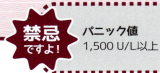

禁忌ですよ！　パニック値 1,500 U/L以上

肝・胆道系疾患の場合
- 黄疸が出ていないか確認しましょう。黄疸が出ていた場合，リハを中止し医師に報告してください。
- 全身倦怠感など自覚症状の確認をしながらリハを実施する必要があります。
- 出血傾向にあるため，トランスファーなど注意して行うように指導しましょう。

甲状腺機能亢進症の場合
- 安静時とリハ中に適宜脈拍を測定し，頻脈がリハの負荷によるのか，甲状腺機能亢進症によるのかをしっかりと区別することが重要です。
- 疲労感など自覚症状を確認しながらリハを実施してください。

骨疾患の場合
- 疼痛や関節痛が発生している場合があります。疼痛が増悪しないよう，適宜痛みを確認しながらリハを実施することが大切です。

この検査もチェック！

γ-GTP → p.52
LDL-C → p.90
CK → p.54

薬剤　これだけはチェック！

肝障害を引き起こす薬剤
胆汁うっ滞型肝障害を起こす薬剤（タンパク同化ステロイド：メテノロン，フェノチアジン系，抗神経病薬：クロルプロマジン，マクロライド系薬：エリスロマイシン，抗結核薬：イソニアジドなど）
降圧薬

第5章｜糖質・脂質系の検査データを読み解きリハに活かす

HbA1c
ヘモグロビンエーワンシー

血糖コントロールを反映

高値
- 糖尿病（ヘモグロビンの糖化により生じる）
- 腎不全（血中尿素の上昇により誤って高値を示すことがある）

基準値　4.9〜6.0 %(NGSP値)

低値
- 溶血性貧血
- 多量出血

HbA1c：hemoglobin A1c

産生のメカニズム

血液中の糖が高い状態が続くと赤血球に含まれるヘモグロビンと糖が結合（糖化：グリケーション）します。一度結合するとヘモグロビンが破壊されるまで糖化された状態となります。従って，HbA1cは過去1〜3カ月の平均血糖値の状態を表します（図1）。

図1 HbA1c 産生

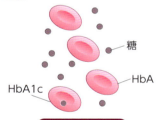

血糖値が正常
HbAと糖が結合するとHbA1cとなる

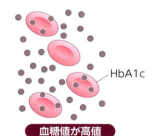

血糖値が高値
血糖が高い期間が続くと糖と結合したHbA1cが増加する

その他の指標

- GA：基準値11〜16 %。過去2週間の平均血糖値を表します。
- 1,5-AG：基準値14.0 μg/mL。リアルタイムで血糖を反映し，低下により糖代謝の悪化を示します。

この検査もチェック！

BS ➡ p.82　　eGFR ➡ p.38
TG ➡ p.92　　Cr ➡ p.36
コレステロール　BUN ➡ p.34
（TC・HDL-C・LDL-C）
➡ p.86〜91

薬剤これだけはチェック！

- インスリン使用者は低血糖リスクが高いので，食事摂取の有無を必ず聴取して，食後に介入しましょう。
- αグルコシダーゼ阻害薬を服薬している人は飴やおにぎりなどの多糖類では，血糖が上がりにくいため，グルコースを持ち歩くように指導する必要があります。

NGSP：National Glycohemoglobin Standardization Program，GA：glyco albumin（グリコアルブミン），
1,5-AG：1,5-anhydroglucitol（1,5-アンヒドログルシトール）

HbA1c

リハ視点での解釈

Dr'sコメント
血糖値は日内変動が大きいため，糖尿病のコントロールの指標としては長期にわたる平均血糖値を反映する指標が有用です。

✓ **糖尿病による慢性合併症がないか確認しましょう。**
- **網膜症**：眼底検査（出血，新生血管の有無）
- **腎症**：Cr，BUN，eGFR，尿量，タンパク尿・アルブミン尿の有無
- **神経障害**：起立性低血圧，自律神経障害・四肢感覚運動神経障害の有無
- **末梢動脈性疾患**：baPWV，ABI，動脈エコー検査，四肢チアノーゼの有無

✓ **生活習慣の評価を行いましょう。**
- 運動習慣だけでなく，食事内容や1日の活動スタイル，居住環境などさまざまな情報を集めて治療につなげることが重要です。

検査値活用術　リハへの活かし方

禁忌ですよ！ HbA1cが高値で眼底出血が認められる場合はリハ中止です。

目標に合わせた数値の設定

① 血糖正常化を目指す際の目標：HbA1c 6.0％未満
　適切な食事療法と運動療法で達成できる場合か，薬物療法で低血糖の副作用がない場合
② 合併症予防のための目標：HbA1c 7.0％未満
③ 治療強化が困難な際の目標：HbA1c 8.0％未満

高齢者の血糖コントロール目標 （図2）

● 高齢者の血糖コントロールは低血糖が危惧される薬剤使用の有無や認知機能，ADLといった内容も含めて設定されています。

図2 高齢者糖尿病の血糖コントロール目標

運動療法の強度と頻度

● 基本的には週3～5回，中等度の有酸素運動とレジスタンス運動を合わせて20～60分/日が推奨されています。
● 運動習慣のない患者にはどの程度の運動や活動であれば継続できるかを念頭において極低強度な運動から指導しましょう。
● 日常生活で活動する量を増やすことが推奨されています。本人の趣味や生活スタイルのなかから行えそうな活動を一緒に決めると継続しやすくなります。
● なるべく座らないといった介入が効果を上げています。30分ごとに5分程度の立位または歩行を繰り返すことでも血糖コントロールが改善するという報告もあります。

合併症のリスク管理と介入

● 糖尿病にはさまざまな合併症が生じるため，各検査を読み解き，リスク管理や運動負荷設定につなげましょう。

Cr：creatinine（クレアチニン），BUN：blood urea nitrogen（血清尿素窒素），eGFR：epidermal glomerular filtration rate（推算糸球体濾過量），baPWV：brachial-ankle pulse wave velocity（上腕足首間脈波伝搬速度），ABI；ankle brachial pressure index：足関節上腕血圧比），ADL：activities of daily living（日常生活活動）

| 参考文献 |
1) 日本糖尿病学会（著），日本老年医学会（著）：高齢者糖尿病治療ガイド2018．文光堂，2018．
2) 南條輝志男（監），大平雅美（編），野村卓生（編）：糖尿病の理学療法．メジカルビュー社，2015．
3) Henson J, et al: Breaking up prolonged sitting with standing or walking attenuates the postprandial metabolic response in postmenopausal women: a randomized acute study. Diabetes Care, 39(1): 130-138, 2016.

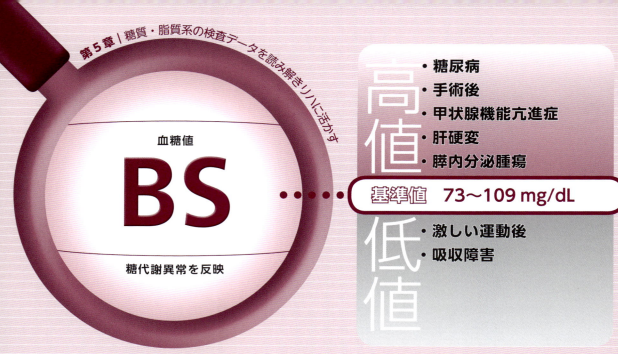

BS：blood suger

産生のメカニズム

炭水化物や糖類を経口摂取することで消化吸収され血糖値が上昇します。また血糖値が低下した際には，肝臓に貯蓄されていたグリコーゲンが分解され，グルコースとして血液中に放出されます（図1）。肝臓にはおよそ500kcalのグリコーゲンが貯蔵されています。筋肉にもおよそ1,500kcalのグリコーゲンが貯蔵されていますが，血糖値が低下しても血液中には放出されません。

図1 血糖値の調整

BSの役割

血液内のグルコースは細胞内に取り込まれると，解糖系によってピルビン酸に代謝され2分子のATPを産生します。酸素が十分にある好気性の場合アセチルCoAという物質に変換されミトコンドリア内に取り込まれTCA回路，電子伝達系によって代謝され36分子のATPが産生されます（※1分子のグルコースを代謝した場合）。

酸素のない嫌気性の場合はピルビン酸から乳酸が産生されます。この乳酸も肝臓で代謝されると再びピルビン酸になり，エネルギー源として利用されます（図2）。

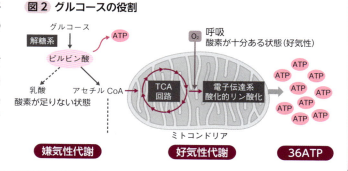

図2 グルコースの役割

リハ視点での解釈

高値 ✓ 空腹時血糖250 mg/dL以上で運動療法を中止しましょう。日常生活活動程度の負荷は問題ありません。

> Dr's コメント
> 250 mg/dL以上の高血糖時の運動はケトーシスを増悪させてしまうので禁忌です。

低値 ✓ 低血糖症状（冷や汗，頻脈など）がないか確認する必要があります。

検査値活用術 リハへの活かし方

> **禁忌ですよ！**
> 空腹時血糖250 mg/dL以上，随時血糖70 mg/dL以下では運動療法を中止しましょう。

高血糖時

空腹時の著しい高血糖の状態は，血液のなかに糖はありますが，細胞内には糖が取り込まれていない状態です。この状態では糖は使えず，脂質を無理やり分解しながらエネルギーを得ています。その過程で脂質からケトン体が発生することでケトアシドーシスとなり意識障害が生じるため注意が必要です。また，タンパク質もエネルギー源として分解されるため，筋肉量の減少にも注意が必要です。

低血糖と症状 （図3）

70 mg/dL以下：交感神経症状（冷や汗，頻脈，動悸，手足の震え，顔面蒼白）
50 mg/dL以下：中枢神経症状（眼のかすみ，生あくび，頭痛）

患者に上記のような変化が生じたら，すぐに運動を中止して自己血糖測定を行うか，看護師へ報告しましょう。糖尿病の患者のなかには自律神経障害によって症状が出ない人もいるので，定期的な血糖測定が推奨されます。

- インスリン使用者は夜間低血糖により睡眠不足となる人もいるため，睡眠の状況も聴取する必要があります。
- 運動後低血糖が生じている場合もあるため，運動後の血糖変化も評価するとよいでしょう。

図3 血糖値と症状

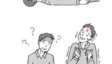

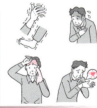

危険 30 mg/dL以下	50 mg/dL以下	70 mg/dL以下
意識障害 昏睡	中枢神経症状 頭痛 かすみ眼 生あくび	交感神経症状 頻脈，動悸 手足の震え 冷や汗

この検査もチェック！

HbA1c → p.80
Amy → p.58
TG → p.92
コレステロール（TC・HDL-C・LDL-C）
　→ p.86〜91
eGFR → p.38

薬剤 これだけはチェック！

低血糖を生じやすい薬剤
- スルホニル尿素（SU）薬：グリメピリド（アマリール®）など
- 速効型インスリン分泌促進薬（グリニド薬）：レパグリニド（シュアポスト®）など
- インスリン製剤

| 参考文献 | 1) 日本糖尿病学会（著）：糖尿病治療ガイド2018-2019. 文光堂, 2018.
2) 本間光信（監），高橋仁美（編）：PT・OTのための治療薬ガイドブック. メジカルビュー社.

CASE 6

生活習慣病を背景とした2型糖尿病症例

基本情報：年齢50歳代，男性，身長172cm，体重52kg，BMI 17.5 kg/m²
診断名：2型糖尿病
現病歴：2型糖尿病にてクリニックに通院していた。生活習慣の改善がみられずHbA1cも上昇傾向のため，教育入院目的にて紹介。2週間プログラムの教育入院の実施となる。
合併症：慢性腰痛
投　薬：エクア®（DPP-4阻害薬），グリコラン®（ビグアナイド薬）
ADL：自立
運動習慣：なし
検査値：表1

表1 検査値とリハ

検査値	入院時	退院時（2週間後）	外来（1カ月後）
HbA1c（％）	8.6 H	−	6.9 H
BS（随時）(mg/dL)	270 H	158 H	108
CPR（ng/mL）	5.3 H	−	−
TC（mg/dL）	195	181	165
HDL-C（mg/dL）	33 L	35 L	36 L
LDL-C（mg/dL）	138	120	126
TG（mg/dL）	175	146	143
Cr（mg/dL）	1.21 H	0.97	0.96
eGFR（mL/分/1.73m²）	51.2	59.0	61.3
尿糖	2+	−	−
尿アルブミン（μg/mL）	235	−	−
尿タンパク	±	−	−
リハ介入	レジスタンス運動 有酸素運動（低強度から実施）	退院後の生活を患者とともに作成	結果を賞賛し継続を促す 中等度負荷まで負荷を上げていく

※ H：基準値よりも高値　　L：基準値よりも低値

① 運動療法実施時の注意点

・空腹時血糖値250 mg/dL，随時血糖値350 mg/dL以上で運動療法中止となるため必ず，介入当日の血糖値の値は確認します。本症例は入院時のBSが270 mg/dLと高値を示しているため，血糖値の変化は必ず評価する必要があります。
・CPRは高値を示しており，インスリン分泌能は保たれている状態です。食事・運動・薬物療法で

高血糖を是正し膵臓の負担を減らしましょう。
- TC，LDL-C，TGは基準範囲内ですが，HDL-Cは低値です。HDL-Cが1 mg/dL増加すると冠動脈疾患発症リスクが2〜3%低下するといわれています。
- 薬剤は低血糖リスクが低いDPP-4阻害薬とビグアナイド薬が使用されています。
- 尿アルブミンが235 μg/mL認められていますが，eGFRは30 mL/分/1.73 m^{2}以上であり糖尿病性腎症は2期と考えられます。積極的な運動療法が推奨されます。
- 運動療法が禁忌となる項目はなく，低血糖のリスクも少ないため，レジスタンス運動と有酸素運動を組み合わせたプログラムを実施します。
- 運動習慣のない患者のため，まずは低強度から実施し身体を慣らしていきます。
- 慢性腰痛もあるため，ストレッチなどのケアについても指導します。

② 退院後の指導について

- BSは高値を示していますが，改善傾向であり，患者と一緒に確認して治療の効果を実感してもらいます。
- 退院時には実際に在宅でも運動が行えるかどうか，24時間の行動表を作成してもらい現実的なプランになっているか確認します。継続することが第一優先であることを理解してもらいます。
- 歩数計など運動継続につながる機器についても紹介するとよいでしょう。
- 生活のなかで活動量を増やす方法について提案します。生活のなかにルールを設けると継続しやすいです。
  例：歯磨きするときには必ずスクワットをする，テレビを見るときにはバランスボールに座るなど（図1）

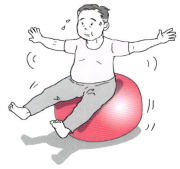

図1 生活のなかで活動量を増やす

③ 外来での運動負荷の調整について

- HbA1cは高値を示していますが，改善傾向であり，合併症予防の目標は達成しています。また，BSも正常となりました。患者の頑張りについて賞賛し，これからも継続できるように励まします（図2）。
- Cr上昇，eGFR低下もなく，運動による腎機能の悪化の可能性は低いです。
- HDLが依然として低値を示しているため，本人の運動に対するモチベーションを評価しつつ，運動負荷量を中等度まで上げていけるように指導します。

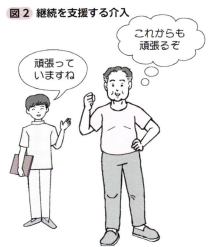

図2 継続を支援する介入

| 参考文献 | 1) 綾織誠人ほか：HDLコレステロールが低い症例. 臨床栄養, 122(6): 865-870, 2013.
2) 鈴木啓介ほか：糖尿病性末梢神経障害合併2型糖尿病患者の身体活動量の特徴と運動を行わない理由の調査. プラクティス, 35(2): 214-220, 2018.

第5章｜糖質・脂質系の検査データを読み解きリハに活かす

総コレステロール TC

動脈硬化，脂質代謝異常，栄養状態を反映

高値：家族性高コレステロール血症，ネフローゼ症候群，甲状腺機能低下症（240 mg/dL 以上で虚血性心疾患）

基準値　142〜248 mg/dL

低値：α-リポタンパク欠損症，無・低βリポタンパク血症，甲状腺機能亢進症，肝硬変

TC : total cholesterol

産生のメカニズム

TCは糖質，タンパク質，脂質の代謝過程で生じるアセチル-CoAを含み，その大部分が体内で合成されます．合成は主に肝臓で行われ，生体膜やホルモン，胆汁の原料となります（図1）．検査値はTGと異なり直前の食事による影響が少ないです．

図1　コレステロール産生

糖質・タンパク質・脂質　→　アセチル CoA　→（肝臓）→　コレステロール

TCの役割

血中のコレステロールは腸管からの吸収，肝臓における生合成，胆道からの排泄，血中リポタンパク代謝異常によって変化します．これらの異常から脂質代謝異常の指標として用いられます．また，近年では増加している動脈硬化疾患の冠危険因子の管理目標としても着目されています．

リハ視点での解釈

高値
✓ 生活習慣について確認しましょう．
・食事内容や飲酒歴，運動習慣について評価してください．

低値
✓ 栄養状態について確認を取る必要があります．
・低栄養に関する症状が出ていないか確認することが重要です．

Dr'sコメント
高TC血症は臨床上，動脈硬化性疾患，特に冠動脈疾患の危険因子として重要です．

acetyl-CoA：acetyl-coenzyme-A（アセチルコエンザイムエー），TG：triglyceride（中性脂肪）

検査値活用術 リハへの活かし方

> **禁忌ですよ！** 高値を示し，胸痛や息切れがある場合は虚血性心疾患の可能性があるため禁忌です。

高値　脂質を効率よく減らす運動について

- 中等度の有酸素運動とレジスタンス運動を組み合わせるとよいでしょう（図2）。またレジスタンス運動を行ってから有酸素運動を行うことによって体重減少の効果は大きくなります。脂質は体内の糖質が減少するとAMPKが活性化し，細胞内（ミトコンドリア）に脂肪酸が多く運ばれるようになり脂質の消費が進みます。従って，食前に運動を行うことで，効率よく脂質を消費することができます。ただし，糖尿病で投薬治療を受けている人に対しては低血糖のリスクがあるため食後の運動を行いましょう。

図2　効率のよい脂質燃焼

強度	種目	タイミング
中等度負荷 ・$\dot{V}O_2$　40〜60% ・Karvonenの予測式負荷 50〜70% ・Borg スケール 11〜13	レジスタンス運動 → 有酸素運動	食事前

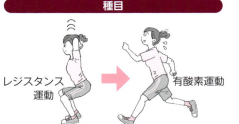
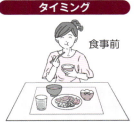

禁煙指導をしましょう

- 喫煙者は非喫煙者と比較してHDL-Cが低く，LDL-C，TGが高いことが報告されており，禁煙の身体的メリットについて患者に指導するとよいでしょう。

> **この検査もチェック！**
> HDL-C → p.88　　Alb → p.68
> LDL-C → p.90　　TP → p.66
> TG → p.92

低値　低栄養の評価をしてください

- 栄養状態が低下するとTCも低下します。またその他のマーカーも変動するため，総合的に評価を行うCONUT scoreを用いるとよいでしょう（表1）。CONUT scoreは慢性肝疾患や心不全，開腹術後などの予後と関連するといわれています。

> **薬剤 これだけはチェック！**
> **高値を示す可能性あり**
> 　ステロイド，降圧薬（β遮断薬，サイアザイド系利尿薬など），抗真菌薬など
> **低値を示す可能性あり**
> 　脂質異常症治療薬（スタチンなど）

表1　CONUT score

	正常	軽度	中等度	重度
Alb (g/dL) (スコア)	≧3.50 (0)	3.00〜3.49 (2)	2.50〜2.99 (4)	<2.50 (6)
total Lymph (total/μL) (スコア)	≧1,600 (0)	1,200〜1,599 (1)	800〜1,199 (2)	<800 (3)
TC (mg/dL) (スコア)	≧180 (0)	140〜179 (1)	100〜139 (2)	<100 (3)
スコア合計 低栄養リスク	0〜1 正常	2〜4 軽度	5〜8 中等度	>8 重度

※その他 HDL-C，LDL-C，TG の項目も参考に。

AMPK：adenosine monophosphate-activated protein kinase（アデノシン一リン酸-活性化キナーゼ），COUNT score：controlling nutrition status score，Alb：albumin（アルブミン），total Lymph：total lymphocyte（総リンパ球数）

|参考文献|
1) 日本動脈硬化学会編：動脈硬化性疾患予防ガイドライン 2017 年版．一般社団法人日本動脈硬化学会，2017．
2) Lopez-Larramona G, et al: Association between nutritional screening via the Controlling Nutritional Status index and bone mineral density in chronic liver disease of various etiologies. Hepatol Res, 45: 618-628, 2014.
3) Fukushima K, et al: The nutritional index 'CONUT' is useful for predicting longterm prognosis of patients with end-stage liver diseases. Tohoku J Exp Med, 224: 215-219, 2011.
4) Narumi T, et al: Prognostic importance of objective nutritional indexes in patients with chronic heart failure. J Cardiol, 62: 307-313, 2013.
5) Nochioka K, et al: Prognostic impact of nutritional status in a symptomatic patients with cardiac disease: a report from the CHART-2 Study. Circ J, 77: 2318-2326, 2013.

第5章 | 糖質・脂質系の検査データを読み解きリハに活かす

高比重リポタンパクコレステロール
HDL-C

動脈硬化，脂質代謝異常を反映

高値
- 家族性高αリポタンパク血症
- アルコール多飲

基準値
男性：38〜90 mg/dL
女性：48〜103 mg/dL

低値
- 糖尿病
- 慢性腎不全
- 肝障害
- 甲状腺機能亢進症
- 虚血性心疾患

HDL-C：high density lipoprotein cholesterol

産生のメカニズム

HDLはVLDL（超低比重リポタンパク）から複数回代謝されてつくり出されますが，その過程でLPL（リポタンパクリパーゼ）が活性化する必要があります（図1）。しかし，肥満や糖尿病によってインスリン抵抗性が生じるとLPLは活性化することができなくなり，その結果HDL-Cは低下します。運動によって末梢の筋肉や脂肪組織のLPL活性化が促進するといわれており，HDL-C増加につながります。

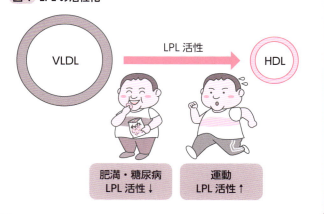

図1 LPLの活性化

HDL-Cの役割

高比重リポタンパクで脂肪50％，タンパク質50％で構成される複合体です。各組織から過剰なコレステロールを肝臓へ輸送し，動脈硬化を予防する働きがあることから，善玉コレステロールとよばれています（図2）。

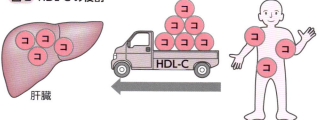

図2 HDL-Cの役割

末梢から肝臓へコレステロールを運ぶ役割があります。

リハ視点での解釈

低値

✓ 生活習慣について確認しましょう。
・食事内容や飲酒歴，喫煙歴，運動習慣について評価・介入をしてください。

> **Dr's コメント**
> 一次性の高HDL血症（CETP欠損症を除く）は抗動脈硬化作用のためか長寿の人が多いといわれています。

検査値活用術 リハへの活かし方

> **禁忌ですよ！**
> 低値を示し，胸痛や息切れがある場合は虚血性心疾患の可能性があるため禁忌です。

動脈硬化を予防するための目標を知りましょう

● HDL-Cの低下は動脈硬化を発症させる要因となります。また動脈硬化は虚血性の冠動脈疾患などのリスクとなるため，予防が重要となります。動脈硬化性疾患予防ガイドライン2017年版に目標数値が示されました（表1）。

表1 動脈硬化予防のためのHDL-C目標数値

治療方針の原則	管理区分	脂質管理目標値区分（mg/dL）			
		LDL-C	Non-HDL-C	TG	HDL-C
一次予防 まず生活習慣の改善を行った後薬物療法の適用を考慮する	低リスク	<160	<190	<150	≧40
	中リスク	<140	<170		
	高リスク	<120	<150		
二次予防 生活習慣の是正とともに薬物療法を考慮する	冠動脈疾患の既往	<100 （<70）*	<130 （<100）*		

※ Non-HDL-C：TCからHDL-Cを引いたもので，LDL-Cだけではなく，動脈硬化を惹起するCM（カイロミクロン），VLDL，レムナントが含まれています。

HDL-Cを増やす運動

● 基本的にはTCの項目で示した運動強度や種目となります。また，週合計で900 kcal以上の運動もしくは120分以上の運動を行うと平均2.5 mg/dL増加すると報告されています。また1回の運動を30分以上行わないと効果は得られにくいため，併せて運動時間についても指導するとよいでしょう。また，低強度（3 METs以下）よりも中強度負荷（3～6 METs）でHDL-Cの増加を認めたとの報告もあるため，ある程度の負荷量をかけた運動が必要になります。

※その他TC，LDL-C，TGの項目も参考に

> **この検査もチェック！**
> TG ➡ p.92
> コレステロール（TC・LDL-C）➡ p.86, 90
> eGFR ➡ p.38

> **薬剤 これだけはチェック！**
> **高値を示す可能性あり**
> 脂質異常症治療薬（スタチンなど），インスリン
> **低値を示す可能性あり**
> ステロイド，降圧薬（β遮断薬，サイアザイド系利尿薬など），抗真菌薬など

TC：total cholesterol（総コレステロール），METs：metabolic equivalent（代謝当量）

参考文献
1) Kodama S, et al: Effect of aerobic exercise training on serum levels of high-density lipoprotein cholesterol: a metaanalysis. Arch Intern Med, 167: 999-1008, 2007.
2) Miyashita M, et al: Twelve week jogging training increases preheparin serum lipoprotein lipase concentrations in overweight/obese middle aged men. Journal of Atherosclerosis and Thrombosis, 17: 21-29, 2010.

第5章｜糖質・脂質系の検査データを読み解きリハに活かす

LDL-C 低比重リポタンパクコレステロール

動脈硬化，脂質代謝異常を反映

高値
- 家族性高コレステロール血症
- 虚血性心疾患，脳梗塞，糖尿病のリスクファクター

基準値　65〜163 mg/dL

低値
- 無・低リポタンパク血症
- 肝硬変
- 甲状腺機能亢進症

LDL-C : low density lipoprotein cholesterol

LDLの役割

　低比重リポタンパクとよばれ，コレステロールを肝臓から各組織へ運搬しています。LDL-Cが高値になるとコレステロールが過剰に運搬され動脈硬化の原因となるため，悪玉コレステロールとよばれています（図1）。

図1　LDL-Cの役割

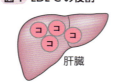
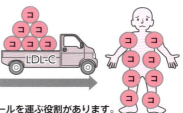

肝臓から末梢へコレステロールを運ぶ役割があります。

動脈硬化のメカニズム

　LDL-Cの増加は動脈硬化を促進させます。多くの場合，動脈硬化というと粥状（アテローム）動脈硬化を指します。高血圧や糖尿病，感染，脂肪細胞からの炎症性サイトカインなどが刺激になって内皮細胞が傷害されると，血中の単球（白血球）が内皮細胞の間から潜り込み，マクロファージに分化します。すると血液中のLDL-Cが過多の場合，マクロファージに反応し細胞内へ侵入した後，マクロファージによって貪食されます。マクロファージは泡沫細胞となり蓄積し内皮細胞が肥厚していきます。そして血管内狭窄やプラークの破裂によって血栓が形成され，さまざまな障害をきたします（図2）。

図2　血栓のメカニズム

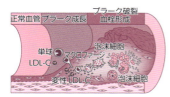

- 糖尿病
- 高血圧
- 脂質異常症
- 炎症性サイトカイン

→

- 血管内皮細胞障害
- 単球が内膜内に侵入

→ **LDL-C 蓄積** →

- 単球がマクロファージへ分化し，LDL-Cを貪食
- プラーク形成

→

- **プラークの破裂**
- **血栓集積**

90

リハ視点での解釈

- ✓ 動脈硬化性疾患（PAD）の所見がないか確認しましょう。
- ✓ 食事の見直しを考える必要があります。

- ✓ 栄養障害がないか確認することが重要です。

> **Dr's コメント**
> 最近はFiedewaldの換算式（TC－HDL-C－TG/5）を用いることを推奨しています。

検査値活用術　リハへの活かし方

高値を示し，胸痛や息切れがある場合は虚血性心疾患の可能性があるため禁忌です。

末梢動脈疾患の評価

● LDL-Cが高値を示した場合，末梢動脈疾患の有無を確認するために以下の検査も確認するようにしましょう（表1）。

表1 末梢血管疾患リスク評価のための検査

検査名	評価しているもの	基準値	説明
血圧脈波検査 ※脈波が動脈を伝わる速さを測定します。	baPWV（脈波伝播速度）	1,400 cm/sec以下 ※年齢と性別によって異なる	高値：動脈硬化の疑い ※1,800 cm/sec以上で心血管疾患発症のカットオフ値
	CAVI（壁硬化arterial stiffness）	<8.0	高値：動脈硬化の疑い ※PWVと比べて血圧の影響を受けません
	ABI（足関節上腕血圧比）	0.9＜ABI＜1.4	低値：末梢動脈疾患 高値：石灰化
頸動脈エコー		IMT（内膜と中膜の厚さ）1.0 mm以下	高値：動脈硬化の疑い
血管拡張機能検査（血管内皮機能） ※阻血し解放後に血管の拡張（弛緩）機能を測定します。	FMD	6%以上	低値：血管拡張機能低下 ※上腕で測定します
	RT-PAT	1.67以上	低値：血管拡張機能低下 ※指で測定します

● その他動脈硬化リスク評価のための検査として，①内臓脂肪面積測定，②空腹時インスリン値（インスリン抵抗性），③尿中微量アルブミン，④高感度CRP，⑤酸化ストレス（活性酸素抗酸化能）なども確認するとよい。※その他TC, HDL-C, TGの項目も参考に

この検査もチェック!
- TG ➡ p.92
- コレステロール（TC・HDL-C）➡ p.86, 88
- 空腹時インスリン値
- 尿中微量アルブミン ➡ p.68
- 高感度CRP ➡ p.60

薬剤 これだけはチェック!
- 高値を示す可能性あり
  - ステロイド，降圧薬（β遮断薬，サイアザイド系利尿薬など），抗真菌薬など
- 低値を示す可能性あり
  - 脂質異常症治療薬（スタチンなど）

PAD：peripheral arterial disease（末梢動脈疾患），baPWV：brachial-ankle pulse wave velocity（上腕動脈－足首動脈間脈波伝播速度），CAVI：cardio ankle vascular index（心臓足首血管指数），ABI：ankle-brachial pressure index（足関節上腕血圧比），IMT：intima-media thickness（内膜中膜複合体），FMD：flow mediated dilatation（血流依存性血管拡張反応），RT-PAT：reactive hyperemia peripheral arterial tonometry（充血反応性動脈周囲眼圧検査），CRP：C-reactive protein（C反応性タンパク）

| 参考文献 | 1）日本動脈硬化学会（編）：動脈硬化性疾患予防ガイドライン2017年版．東京，日本動脈硬化学会，2017．

第5章 | 糖質・脂質系の検査データを読み解きリハに活かす

中性脂肪 TG

動脈硬化, 脂質代謝異常を反映

TG：triglyceride

高値
- 家族性脂質異常症
- 非アルコール性脂肪性肝疾患（NAFLD）
- 糖尿病, 高尿酸血症
- ネフローゼ症候群
- Cushing 症候群

基準値　男性：40〜234 mg/dL
　　　　　女性：30〜117 mg/dL

低値
- 無β-リポタンパク血症
- 甲状腺機能亢進症
- 肝障害

産生のメカニズム

　TGは食事で摂取される脂肪の大部分を占め, 身体のエネルギー源として使用されます。過剰なTGは肝臓や脂肪組織に貯蓄されます。脂肪細胞は肥大化しある一定の大きさを超えると炎症性サイトカインが分泌され慢性炎症の原因となります（図1）。また脂肪細胞は思春期を過ぎても分裂することが発見され, 無制限に増加しTGを取り込むため, 若い人に対しても脂質代謝を正常に保つような予防的介入が必要です。各組織のエネルギー源となります。

図1 脂肪肥大化による悪影響

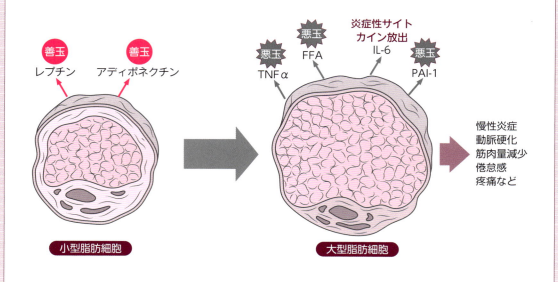

NAFLD：non-alcoholic fatty liver disease

リハ視点での解釈

高値 ✓ 動脈硬化の症状が出ていないか確認してください。

> **Dr's コメント**
> 日内変動が非常に大きく，食後に上昇するので，正確に評価するには空腹時採血の値が必須です。

検査値活用術 リハへの活かし方

> **禁忌ですよ!**
> 高値を示し，胸痛や息切れがある場合は虚血性心疾患の可能性があるため禁忌です。

末梢動脈疾患（PAD）の症状

● 末梢の動脈硬化により血流量が低下することで発症します。

主な症状としては手足のしびれや冷感であり，進行に伴い間欠性跛行，安静時疼痛，潰瘍・壊死が生じます。病態の重症度を分類するものとしてFontaine分類が広く知られており，間欠性跛行の状態によってリハの目的も変化します（図2）。30 mも歩けない場合は，まずは疼痛管理を優先し，移動時には補助具の使用，座位や立位でのレジスタンス運動や低強度下肢エルゴメータなどを疼痛に合わせて行いましょう。100 m以上歩行可能な人には状態に合わせて負荷量を上げていき，400 m以上歩行可能な人は血管機能改善を目的とした積極的なリハを行いましょう。

※その他TC，HDL-C，LDL-Cの章も参考に

図2 Fontaine 分類

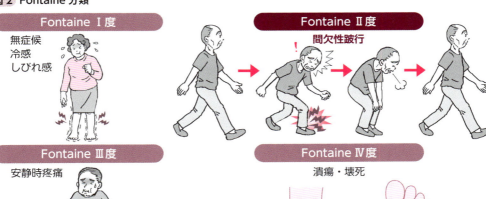
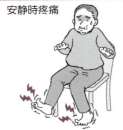
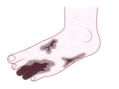

間欠性跛行 30 m 以下	：重度	→ 積極的なリハ困難　疼痛管理
間欠性跛行 100 ～ 250 m 以下	：中等度	→ 状態に合わせて治療
間欠性跛行 400 ～ 500 m 以下	：軽度	→ 積極的なリハを実施！　血管機能改善

この検査もチェック！
コレステロール（TC・HDL-C・LDL-C）➡ p.86〜91

薬剤これだけはチェック！
TC（p.87）と同様。

PAD：peripheral arterial disease

|参考文献| 1）大石由美子ほか：肥満における脂肪組織の炎症. 実験医学, 34（2）増刊: 133-137, 2016.

第6章 ミネラル・血液ガスデータを読み解きリハに活かす

血清ナトリウム Na

脱水を反映

Na：serum natrium

- **高値**
  - 脱水
  - Na過剰症
    Cushing症候群，原発性アルドステロン症，Na過剰摂取

基準値　138〜145 mEq/L

- **低値**
  - 重度の嘔吐，下痢
  - 心不全
  - 肝硬変
  - ネフローゼ症候群，腎不全
  - Addison病，甲状腺機能低下症
  - 抗利尿ホルモン分泌過剰症（SIADH）

水・Na代謝

　細胞外液の浸透圧や量は水とNaのバランスによって決定されています。体内の水・Naバランスが乱れると浸透圧（血清Na濃度により規定されます）や細胞外液量の異常が生じ，低Na血症や高Na血症，浮腫，脱水などの状態になります。高Na血症では細胞内脱水が生じ，急性，重症のものでは重篤な神経症状を呈します（昏睡，くも膜下出血，脳出血，高熱，過換気，けいれん）。低Na血症では脳浮腫が認められ，重篤な神経症状を呈します（頭痛，嘔吐，傾眠，昏睡，認知機能低下，脱力，けいれんなど）。浸透圧は水バランス，細胞外液量はNaバランスにより調整され，軽度の変化に対しては恒常性が保たれます（図1）。

図1　水・Na代謝

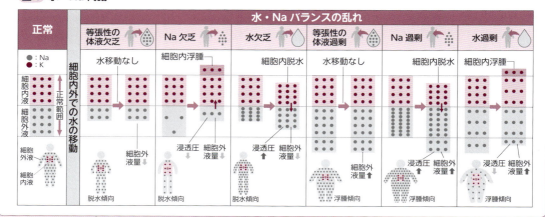

Naの役割

　Naは体内に含まれる元素の1つで，一般的にミネラルとして知られています。体液浸透圧，酸塩基平衡の維持に深くかかわっています。飲食物を通じて経口摂取され，尿や汗などによって排出されます。

SIADH：syndrome of inappropriate secretion of antidiuretic hormone

Na

リハ視点での解釈

Naや水が体外に失われる経路には，腎臓からとその他の臓器（消化管など）からの2つの経路があります。そのため，血清Na値に異常が認められた場合，腎臓から失われているのか，それともその他の臓器から失われているのかを判別するために，尿検査も行う必要があります。

Dr's コメント
低Na血症は，臨床上最もよく経験する水電解質異常であり，SIADHを見逃さないように注意します。悪性腫瘍や脳血管疾患などで起こります。

高値
✓ **脱水症状が出ていないか確認する必要があります。**
- 下痢や嘔吐が起きていなかったかカルテなどで確かめておきましょう。
- 高Na血症では細胞内から水が流出し，細胞内脱水が生じることがあります。けいれんや過換気，意識障害などの症状が出ていた場合，すぐに医師に報告してください。

低値
✓ **低Na血症を確認しましょう。**
- 血清Na濃度が130〜135 mEq/Lの場合は，低Na血症が疑われます。
- 120≦血清Na濃度≦129 mEq/Lの場合は，軽度低Na血症が疑われます。
- 110≦血清Na濃度≦119 mEq/Lの場合は，中等度低Na血症が疑われます。
- 血清Na濃度≦109 mEq/Lの場合は，重度低Na血症が疑われます。

検査値活用術 リハへの活かし方

禁忌ですよ！

パニック値
165 mEq/L 以上
115 mEq/L 以下

低Na血症の場合

- 軽度低Na血症（血清Na濃度≧120 mEq/L）であっても，認知機能の低下や，反応性の低下により歩行障害や平衡バランス障害をきたす可能性があります。転倒には十分注意してリハを実施しましょう（図2）。
- 頭痛や嘔吐，けいれん，傾眠などの症状が出現したら，重度低Na血症が疑われます。すぐにリハを中止し，医師に報告しなければなりません。

図2 軽度低Na血症による転倒の予防

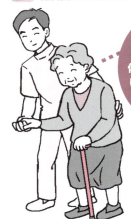

声かけに対する反応性はどうかな？認知機能は低下していないかな？しゃべっているときにバランスを崩したりしないかな？

この指標もチェック！
血漿浸透圧，尿中のNa

薬剤 これだけはチェック！

高値を示す可能性あり
浸透圧利尿薬（D-マンニトール：マンニット®）
浸透圧下剤（酸化マグネシウム：マグミット®）

低値を示す可能性あり
利尿薬（サイアザイド系利尿薬，ループ利尿薬）
クロルプロマジン（コントミン®）

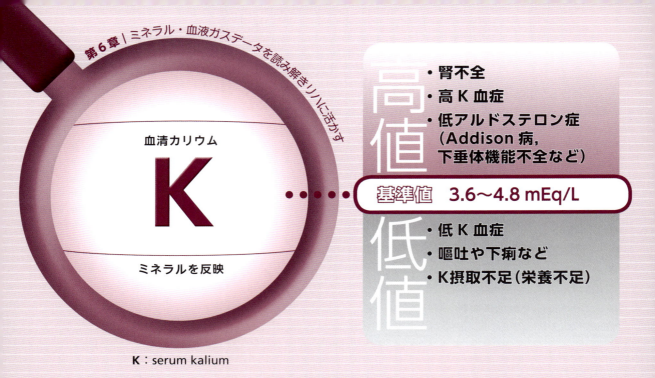

Kの役割

Kは体内に含まれる元素の1つで，一般的にミネラルとして知られています。Kは細胞内の浸透圧の維持，酸塩基平衡（酸性と塩基性のバランス）の調整，筋肉や神経の正常な働きの保持，ナトリウムの排泄などの役割を担っています。心臓では心筋を正常に働かせるという大変重要な役割をもっています。

血清K異常と心電図の変化

血清Kの異常により心電図に変化が現れます。血清Kが低下すると，細胞内外のK^+イオン勾配が増大するため，心電図上の変化としてST低下やU波の巨大化が認められます。血清Kが上昇すると，細胞内外のK^+イオン勾配が減少するため，心電図上の変化として，T波の増高などが認められます（図1）。

図1 血清Kの異常と心電図波形の変化

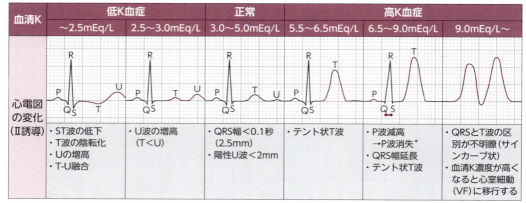

＊洞調律消失により徐脈をきたします。

リハ視点での解釈

✓ 血清K濃度<3.5 mEq/Lの場合

・低K血症が疑われます。しかし，血中における白血球数の著明な増加（>20万/μL）がある場合や，採血管を室温で放置していた場合は見かけ上，低K血症を呈する可能性があるので，白血球数の値もしっかりと確認する必要があります。

✓ 血清K濃度>5.0 mEq/Lの場合

・高K血症が疑われます。しかし，採血したサンプルに溶血がある場合や，白血球数や血小板数の増加がある場合，見かけ上，高K血症を呈する可能性があるので，白血球と血小板の値も確認して判断しましょう。

> **Dr's コメント**
> 腎臓の働きが低下するとKは尿に排泄できず，体内に蓄積して血中のKが上昇し危険な不整脈を引き起こすことがあり，注意が必要です。

検査値活用術　リハへの活かし方

禁忌ですよ！
パニック値
7.0 mEq/L以上
1.5 mEq/L以下

高K血症の場合

● 心電図をしっかりと確認しながらリハを実施してください。特に血清K濃度が6～7 mEq/Lでは神経・筋症状はあまりみられないため，心電図異常が主な知見となります。

● 血清K濃度>7 mEq/Lでは低換気や脱力，筋力低下，弛緩性麻痺などの症状が現れてきます。筋力低下や弛緩性麻痺などによる転倒に注意しましょう。また，呼吸筋の麻痺による低換気になる場合もあります。SpO₂や呼吸数，脈拍などバイタルサインを適宜確認しながらリハを実施する必要があります。

● 心室性期外収縮が3連発以上出現 (short run) した場合や，R on T波が出現した場合，直ちにリハを中止し，医師に報告してください（図2）。

低K血症の場合

● 前日のリハの状況や活動量を確認し，筋肉痛や全身倦怠感がリハの影響なのか，低K血症の症状なのかをしっかりと区別しましょう。

● 心室性期外収縮が3連発以上出現 (short run) した場合や，R on T波が出現した場合，直ちにリハを中止し，医師に報告することが最優先となります。

図2　R on T

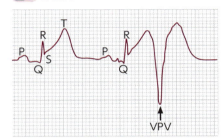

急性心筋梗塞なので，STの上昇が認められています（1拍目）。2拍目の受攻期にVPVによる幅広いQRS（R on T）が出現しています。

この検査もチェック！
WBC ➡ p.8
PLT ➡ p.24

薬剤 これだけはチェック！

高値を示す可能性あり
ジギタリス（ジゴキシン）
降圧薬（ACE阻害薬，ARBなど）

低値を示す可能性あり
利尿薬（サイアザイド系利尿薬，ループ利尿薬など）
インスリン

| 補足 | **R on Tとは**：T波の頂上付近に心室期外収縮（VPC）のQRS波が重なることをR on Tといいます。R on Tにより心室細動を引き起こされる可能性があります。

SaO₂：arterial oxygen saturation（動脈血酸素飽和度）

第6章 | ミネラル・血液ガスデータを読み解きリハに活かす

血清カルシウム Ca

ミネラルを反映

Ca：serum calcium

基準値　8.8～10.1 mg/dL

高値
- 副甲状腺機能亢進症（原発性，二次性）
- ビタミンD中毒
- 悪性腫瘍

低値
- 過換気症候群などによるアルカローシス
- 慢性腎不全
- 副甲状腺機能低下症
- ビタミンD作用の低下（偏食，低栄養，日光曝露時間の不足）

体内でのCa代謝とCa分布

人は通常，1日約600mgのCaを摂取し，腎臓，骨，腸管で出入りが調整されます。Caのうち，99.9％は骨中に分布し，細胞外液中に存在するのは全体の約0.1％です。血液中のCaのうち，約半分はアルブミンと結合しており，残り半分はアルブミンと結合していないイオン化Caの形で存在します。Caの値はアルブミンに結合したCaとイオン化Caを合算した値です。

Caの役割

一般にミネラルとして知られており，骨や歯の材料となります。Caは骨や歯の形成のほかにも，神経や筋肉の活動の調整や，血液凝固反応にもかかわります（図1）。

図1　Caの役割

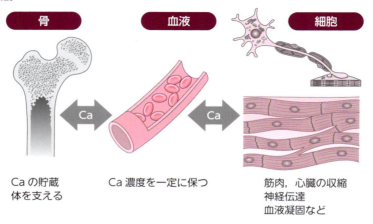

リハ視点での解釈

Dr'sコメント
Caは体内で1kg程度存在し，その99.9%が骨，残りの0.1%が細胞外液中にあります。筋収縮，神経伝導，血液凝固，ホルモン刺激の伝達など重要な機能に関与しています。

高値

- 血清Ca濃度≧10.5 mg/dLの状態を高Ca血症といいます。一般に補正Ca値が12 mg/dLを超えるあたりから症状が出現してくるので注意しましょう。
- 心電図の異常として，ST短縮，QT間隔の短縮などが認められます（図2）。
- 脱水症状や全身倦怠感が出現していないか確認しましょう。
- 近位筋の筋力低下が出現する場合があります。
- 悪性腫瘍に伴う高Ca血症に注意しましょう。悪性腫瘍に関連した高Ca血症は骨吸収が増加し，骨からカルシウムが放出されることで起こります。原因として副甲状腺ホルモン（PTH）の作用が過剰になることや骨転移に伴う広範な骨破壊によるものなどがあります。

低値
- 血清Ca濃度≦8.5 mg/dLの状態を低Ca血症といいます。血清Ca濃度は血清アルブミン濃度によっても変動します。また，マグネシウム欠乏がある場合にはCaの補充のみでは血清Ca濃度が回復しにくいため，血清アルブミンや血清マグネシウムの値も確認する必要があります。
- 心電図の異常として，ST延長，QT間隔の延長，徐脈が認められます。心電図を確認してみましょう（図2）。
- 認知機能の低下や，錐体外路症状などが出現する場合があります。

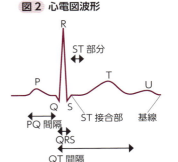

図2 心電図波形

検査値活用術　リハへの活かし方

禁忌ですよ！　パニック値
12 mg/dL以上
6 mg/dL以下

高・低Ca血症ともに心電図の異常が認められます。
可能な限り心電図モニターを着用してリハを実施しましょう。

薬剤　これだけはチェック！
活性型ビタミンD₃製剤（カルシトリオール：カルデミン®など）の過剰投与

高Ca血症の場合
- 近位筋の筋力低下が認められる場合があるため，筋力低下による転倒には注意してください。
- 悪性腫瘍に伴う高Ca血症の場合：全身状態が悪いため高Ca血症の症状に気づきにくいです。また，がんによる全身状態の悪化と，高Ca血症による全身状態の悪化で廃用がより進行しやすくなっています。また，肺炎のリスクも高くなっていますので注意してください。

低Ca血症の場合
- 認知機能の低下や錐体外路症状による転倒に注意しましょう。
- 徐脈傾向にあるため，脈拍のみでは運動の負荷量を推定できない可能性があります。運動でどの程度脈が変化するのか，自覚症状やその他のバイタルサインの指標で確認しながらリハの負荷量を調整する必要があります。

その他
- 骨粗鬆症の場合，血清Ca濃度が低いイメージがあると思いますが，意外にもホルモンの調整によって，多くの人が正常値です。

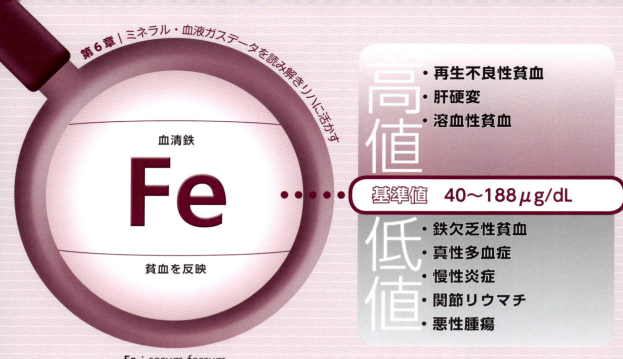

Fe：serum ferrum

Fe吸収のメカニズム

腸管からの鉄吸収はFe^{2+}として吸収される機序とヘム鉄のまま吸収される機序があります。吸収された鉄が血液中に出ると，Fe^{3+}となりトランスフェリンによって運ばれていきます。トランスフェリンは血液中での鉄の輸送タンパクであり，トランスフェリンと結合した鉄は血清鉄とよばれます。

Feの役割

ヘモグロビンをつくるために必要なミネラルです。生体内の鉄は3～4 gであり，約3分の2はヘモグロビンをつくるために用いられ，約3分の1はフェリチンとよばれるタンパク質に結合します。残りのわずか0.1％が血液検査の対象となる血清鉄です（図1）。

図1 鉄の組成

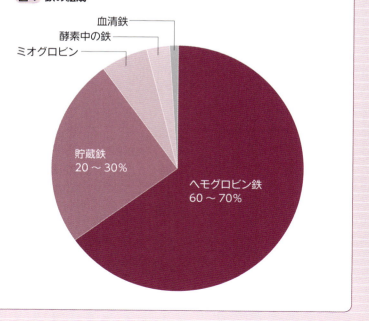

リハ視点での解釈

低値

✓ 貧血の症状を確認しましょう。
- 「顔色が悪い」、「疲れやすい」、「だるい」、「頭が重い」、「頻脈」、「息切れ」といった症状はありませんか。
- 姿勢変化によるめまいやふらつきの増強が起きていませんか。
- Fe値は性差があり、女性は男性と比較して低値を示します。また、日内変動があり、朝が高く、夜は低いです。また、年齢差があり、高齢者では低値を示す傾向にあります。
- 貧血の原因を調べるためにはFeだけでは不十分です。RBCやMCV、網状RBC、TIBC、フェリチンなども確認する必要があります。

Dr's コメント
血清鉄は、生体内の鉄代謝を反映しています。特に赤血球内ヘモグロビン中の鉄は貧血の検査に重要です。

検査値活用術 リハへの活かし方

禁忌ですよ！
パニック値
350 μg/dL以上
20 μg/dL以下

- 基準範囲よりも低値の場合、貧血または起立性低血圧による一過性の意識障害によって転倒が生じる可能性があるため、ゆっくりと姿勢変換を行う配慮が必要です。
- 姿勢変換を行った際にはバイタル測定や患者の意識状態に変化がないか確認してください（図2）。
- リハ中はバイタルサインのチェックを細かく行い、患者の自覚症状を注意深く評価しましょう。
- 早朝やトイレ時など急な姿勢変化はふらつきやめまいなどを引き起こす可能性が高いため、しっかりと指導して転倒予防につなげることが重要です（図3）。

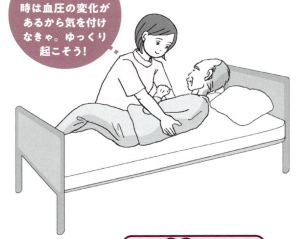

図2 姿勢変化の注意点

起き上がりなどの姿勢変化の時は血圧の変化があるから気を付けなきゃ。ゆっくり起こそう！

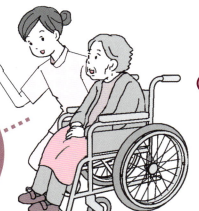

図3 患者指導

起き上がりや立ち上がりの際、急に行わず、ゆっくり行いましょう。起き上がってすぐに動き出そうとしないで、少し間をおいてから、動くようにしましょう

この検査もチェック！
RBC → p.14
MCV → p.18
TIBC、フェリチン

薬剤これだけはチェック！

高値を示す可能性あり
抗悪性腫瘍薬
抗菌薬（クロラムフェニコール）

低値を示す可能性あり
NSAIDs（ロキソニン®など）
H_2受容体拮抗薬（シメチジン：タガメット®など）

RBC：red blood cell（赤血球）、MCV：mean corpuscular volume（平均赤血球容積）、TIBC：total iron binding capacity（総鉄結合能）

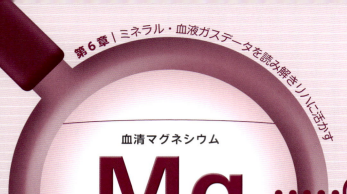

Mg：serum magnesium

Mgの体内分布

　Mgは生体に必要なミネラルの1つです。体内のMgは骨や歯に約60％，筋肉に約20％，その他の組織（内臓，脳，神経組織）に約20％，血液中に約1％の割合で含まれています（図1）。

図1　Mgの体内分布

| 骨 60% | 筋肉 20% | 内臓，脳，神経組織 など 20% | 血液 1% |

Mgの吸収と役割

　食品から摂取したMgの吸収は主に小腸で行われ，腎臓で排泄されます。腸管での吸収はビタミンDによって促進，カルシウムやリンによって抑制されます。摂取量が不足すると，腎臓でのMgの再吸収が促進されたり，骨からMgが放出されたりすることで，血中の濃度を一定に保っています。血液中のMgは体内総Mgの約1％にすぎないので，血清Mg濃度が必ずしも体内Mgの総量を反映しないことに注意が必要です。

リハ視点での解釈

高値
- ✓ 血清Mg濃度が4.8 mg/dLを超えてくると高Mg血症の症状が出現してきます。
  - ・神経症状　　：傾眠状態〜昏睡
  - ・筋症状　　　：深部腱反射の減弱・消失
  - ・循環器症状　：徐脈，起立性低血圧
  - ・心電図変化　：PR間隔の延長，QRT間隔の延長，QT時間の延長

Dr's コメント
腎機能低下でMgは上昇します。便秘の患者には，酸化マグネシウム製剤が広く利用されており，腎機能低下患者への使用時は注意が必要です。

低値
- ✓ 頻脈や不整脈，振戦，筋力低下などの症状が出現します。これらの症状が出現していないか確認しましょう。
- ✓ 特に低Mg血症の場合，血液データは正常であっても体内Mgが欠乏している場合もあるため注意が必要です。

検査値活用術　リハへの活かし方

禁忌ですよ！　パニック値
4.8 mg/dL以上
1.0 mg/dL以下

高Mg血症の場合
- ● 意識混濁や低血圧などで転倒のリスクが高まっています。姿勢変化などはゆっくり行うように指導してください。特に立ち上がりの際は転倒に注意しましょう。
- ● 悪心や嘔吐などがある場合は，急な姿勢変化や体位変換は症状を増悪させる可能性があるので，ゆっくり行うよう指導する必要があります。
- ● リハを実施する際は心電図モニターを着用しながら実施することが重要です。

低Mg血症の場合
- ● 重複して低栄養である可能性が高いため，負荷量に注意してリハを実施しなければなりません。
- ● 筋力低下による転倒のリスクが高くなっています。筋力を評価し，転倒リスクを把握しましょう。

薬剤 これだけはチェック！

高値を示す可能性あり
活性型ビタミンD₃製剤（カルシトリオール：カルデミン®など）

低値を示す可能性あり
腸内リン結合薬（アルミニウム，炭酸カルシウム）

第6章｜ミネラル・血液ガスデータを読み解きリハに活かす

PaO₂ 動脈血酸素分圧
SaO₂ 動脈血酸素飽和度

血液ガスを反映

高値：臨床的症状なし

基準値：PaO₂：80～100 Torr　SaO₂：95%以上

低値：・呼吸不全

PaO₂：partial pressure of arterial oxygen
SaO₂：arterial oxygen saturation

PaO₂，SaO₂とは

PaO₂： 動脈血のなかに含まれている酸素の量を圧力の単位であるTorrで表したものです。動脈血の採血によって測定することができます。

SaO₂： 酸素結合能を有するヘモグロビンのなかで酸素と結合したヘモグロビン（酸素化ヘモグロビン）の割合のことです。

動脈血液ガス分析とは

　血液にはN₂，O₂，CO₂などのガスが溶け込んでいます。これらの血液ガスやpH，HCO₃⁻などを測定することにより，肺，心臓，腎臓などの臓器や体液の状態を調べることができます（図1）。CO₂分圧やO₂分圧は動脈血と静脈血でかなり差があるため，呼吸機能の状態を知るためには動脈血によるガス分析が必須となります。しかし，リハ中などはPaO₂，SaO₂の測定はできないので，臨床の場ではパルスオキシメーターによる酸素飽和度の測定が行われています。この場合は，SpO₂と区別されます。

　また，肺胞気酸素分圧（PAO₂）と動脈血酸素分圧（PaO₂）の差のことを肺胞気-動脈血酸素分圧較差（A-aDO₂）といいます。正常なガス交換の場合は，A-aDO₂が0となることが理想ですが，実際は生理的な換気血流不均等やシャントが存在するため，正常でもA-aDO₂は5～15となっています。肺疾患によって，ガス交換に異常をきたすと，正常値以上にA-aDO₂の差が拡大します。

図1　動脈血液ガス分析

	ガス交換の指標		酸塩基平衡の指標
直接測定	PaO₂	PaCO₂	pH
計算で求める	SaO₂ ≒ SpO₂		HCO₃⁻，BE

リハ視点での解釈

✓ $PaO_2 ≦ 60$ Torrまたは$SaO_2 ≦ 90$％で呼吸不全

- SaO_2を縦軸にPaO_2を横軸にした酸素解離曲線というものがあり、酸素飽和度の値から動脈血酸素ガスを知るのに有用です（図2）。リハ中の場合はSpO_2をパルスオキシメーターで測定することにより、運動中においても、PaO_2の値を把握することが可能となります。PaO_2が60 Torr以上あれば、SaO_2は90％以上を維持できます。
- PaO_2が80 Torr以下になると低酸素血症とよばれます（表1）。

> **Dr's コメント**
> PaO_2の低下は、肺胞低換気、拡散機能障害、換気・血流比の不均等、短絡（シャント）の4つの機序が考えられます。

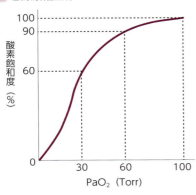

図2 酸素解離曲線

表1 低酸素血症の重症度

PaO_2（Torr）	重症度分類
60～80 Torr	軽度
40～60 Torr	中等度
< 40 Torr	重度

検査値活用術 リハへの活かし方

> **禁忌ですよ！** パニック値 PaO_2：40 Torr以下

- 安静時に低酸素血症を認めない患者であっても、運動時に低酸素血症が増悪する場合があります（運動誘発性低酸素血症）。リハの際はパルスオキシメーターを着用し、モニタリングしながら行いましょう。リハ中にSpO_2が90％を下回り、かつ酸素吸入をしていない患者の場合、医師と運動負荷試験による評価や酸素吸入の必要性の有無を相談してみてください（図3）。
- パルスオキシメーターがしっかりと装着されているか確認する必要があります。パルスオキシメーターは運動などによる装着部位のずれ、末梢の循環不全、不整脈などに影響を受けます。
- 一般的にはSpO_2が低下すると呼吸困難感が強くなりますが、SpO_2が80％台になっても呼吸困難感が出現しない患者も存在します。その際は、ほかの指標（血圧、脈拍、呼吸数など）もしっかりと把握しながら、リハを実施しましょう。

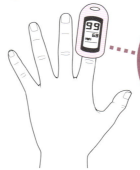

図3 パルスオキシメーター

> 安静時だけでなくリハ中もしっかりとSpO_2を測定しましょう。安静時で90％以上でも、リハで90％を下回ることも多いです

SaO_2とSpO_2の違い：SaO_2はS：satulation（飽和度）、a：artery（動脈）、O_2：oxygen（酸素）の略で、動脈血の酸素飽和度の実測値です。SpO_2は、S：satulation（飽和度）、p：pulse（脈拍）、O_2：Oxygen（酸素）の略で、間接的にSaO_2を測定する方法ですが、測定条件が整っていれば、両者は近時値をとるとされています。

> **この検査もチェック！**
> Hb ➡ p.16

第6章｜ミネラル・血液ガスデータを読み解きリハに活かす

PaCO₂
動脈血二酸化炭素分圧

血液ガスを反映

高値
- 肺胞低換気
- 呼吸筋・神経障害
- 肺・胸膜疾患

基準値 35〜45 Torr

低値
- 過換気症候群
- 代謝性アシドーシスの呼吸性代償
- 発熱

PaCO₂：partial pressure of carbon dioxide

PaCO₂とは

動脈血ガス分析で測定する血液の肺胞換気量の指標です。血液中のCO₂量は主に呼吸の速さと深さにより制御されます（図1）。

図1 PaCO₂に与える影響

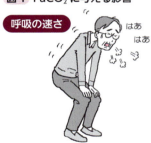

呼吸の速さ　　呼吸の深さ

PaCO₂測定の意義

PaCO₂を測定することにより，呼吸不全のタイプⅠとⅡを区別することが可能となります（図2）。例えば，換気血流比不均等や拡散障害，シャントなどによりO₂の取り込みが不足してしまった場合，PaO₂のみが減少します。しかし，呼吸不全の重症化や肺胞低換気によってO₂の取り込みだけでなくCO₂の排出も不十分になっている場合，PaO₂は低下し，PaCO₂は上昇します。

図2 正常なガス交換

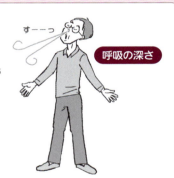

静脈血
酸素分圧 PvO₂ 40Torr
二酸化炭素分圧 PvCO₂ 46Torr

肺胞
肺胞気酸素分圧 P_AO₂ 100Torr
肺胞気二酸化炭素分圧 P_ACO₂ 40Torr

動脈血
PaO₂ 100Torr
PaCO₂ 40Torr

正常なガス交換ならばはじめの0.25秒で十分ガス交換が終わって動脈血となる

通り抜けるのに平均0.75秒かかる

リハ視点での解釈

Ⅰ型呼吸不全とはPaO₂が60 Torr以下の低酸素血症を示し，PaCO₂が45 Torr以下で正常範囲である状態です。Ⅱ型呼吸不全とはPaO₂が60 Torr以下の低酸素血症を示し，PaCO₂が45 Torrを超える高二酸化炭素血症を示す状態です（図3）。

> **Dr's コメント**
> Ⅰ型呼吸不全は，積極的な酸素投与の適応となります。Ⅱ型呼吸不全では高容量の酸素が投与されると，CO₂ナルコーシスを引き起こす危険性があります。

図3 PaO₂・PaCO₂ の値とその解釈

	正常	呼吸不全 Ⅰ型呼吸不全	呼吸不全 Ⅱ型呼吸不全
PaO₂（Torr）	80~100	≦ 60（低酸素血症）	
PaCO₂（Torr）	35~45	≦ 45	> 45
概要	・O₂取り込み，CO₂排出ともに正常	・O₂の取り込みが不足する ・CO₂の排出は正常	・O₂の取り込みが不足する ・CO₂の排出も低下

✓ 高二酸化炭素血症の場合

- 血中のCO₂濃度上昇は皮膚と脳の血管を拡張させるため，頭痛や顔面紅潮が認められます。
- その他の血管では血管収縮が生じるため血圧が上昇します。
- 四肢の不随運動（羽ばたき振戦）が出現することもあります。

検査値活用術 リハへの活かし方

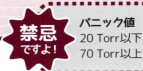

禁忌ですよ！
パニック値
20 Torr以下
70 Torr以上

- リハ前のバイタルサインだけでなく，過去の血圧なども確認し，高二酸化炭素血症による血圧上昇が起きていないか確認しましょう。
- 安静時，運動後に呼吸数を確認し，過換気（呼吸数：30回/分）になっていないか確認してください。その際，パルスオキシメーターやほかのバイタルサインも確認し，総合的に呼吸不全を判断することが重要です。
- PaCO₂をリハ中にモニタリングすることはできません。そのため，自覚症状に注意しながらリハを実施していく必要があります。

CASE 7

デイサービスに通う慢性閉塞性肺疾患(COPD)の症例

　デイサービスでは，血液検査を行っていないので，利用者自身もしくはケアマネジャーに，かかりつけ医でとってもらった血液データをしっかりと持ってきてもらうことが重要です。

年齢70歳代，男性，身長165.3 cm，体重46.5kg，BMI 17.0 kg/m²
在宅酸素療法(HOT)を使用：1.5 L
%VC：66.5%
FEV1.0%：41.4%
要介護度：2
BI：90点

検査データ(表1)

表1　検査データ

PaO_2 (Torr)	66.2
$PaCO_2$ (Torr)	45.2
WBC (/μL)	12,000
CRP (mg/dL)	1.6
Alb (g/dL)	3.2

● 肺機能はどのような状態ですか

　PaO_2，$PaCO_2$の値ともに正常範囲内ですので，現在は安定しているといえそうです。しかし，WBC，CRPともに高値を示しています。このことから，炎症状態が考えられます。COPDは肺に限らず，全身性の炎症があると考えられています。今回のケースのように，呼吸状態は安定していても炎症状態が続いているというケースも少なくありません。COPDの人をみるときは，血液ガスデータや呼吸機能だけでなく，炎症状態を表す指標であるCRPやWBCなどにも目を向ける必要があります。

● どのような評価をしたらよいですか

　スパイロメーターがある施設でしたら，スパイロメーターで呼吸機能を評価しましょう。安静時とリハ中，リハ終了後にSpO_2を確認します。自覚的運動強度も同時に測定していきましょう。炎症状態が持続しているため，BIAなどを用いて筋肉量の確認，BIAがない場合は四肢の周径で確認していきます。6分間歩行テストでは持久力の評価を行っていきましょう。

● どのような介入を行えばよいですか

　今回のケースでは呼吸機能に対するアプローチと炎症に対するアプローチが必要となります。呼吸機能に対するアプローチは一般的なCOPDと大きく変わりはありませんので，ここでは割愛させていただきます。炎症に対するアプローチですが，先行研究を基に考えてみると，レジスタンストレーニングが有効といえそうです。先行研究では高齢者に対してレジスタンストレーニングを週3回以上，12週間続けると，CRPが減少したと報告されています[1]。また，別の研究では，COPDに対して，セラバンドを用いたレジスタンストレーニングを12週間行った結果，IL-6やTNF-αなどの炎症性サイトカインの減少が認められたと報告しています[2]。このことから，一般的なCOPDアプローチに加えて，抗炎症という視点でみてレジスタンストレーニングを追加する必要もありそうです。また，運動に加えて，栄養療法も重要です。COPDに対する栄養療法の効果を検証したメタアナリシスによると，栄養療法はCOPDに有効であり，体重が平均で1.94 kgの増加，握力は約5%増加することが報告されています[3]。リハ職も管理栄養士と積極的にかかわり，チームで運動と栄養の併用を行っていくと，COPDに対するリハの効果を最大限高めることができるかもしれませんね。

HOT：home oxygen therapy，%VC：% vital capacity（対標準肺活量），FEV1.0%：forced expiratory volume（1秒量），BI：Barthel Index，COPD：chronic obstructive pulmonary disease（慢性閉塞性肺疾患），BIA：bioelectrical impedance analysis（生体電気インピーダンス法），IL-6：interleukin-6，TNF-α：tumor necrosis factor-α（腫瘍壊死因子）

| 引用文献 |

1) Sardeli AV, et al: Effect of resistance training on inflammatory markers of older adults: A meta-analysis. Exp Gerontol. 111: 188-196, 2018.
2) Silva BSA, et al: Inflammatory and Metabolic Responses to Different Resistance Training on Chronic Obstructive Pulmonary Disease: A Randomized Control Trial. Front Physiol, 9: 262, 2018.
3) Collins PF, et al: Nutritional support in chronic obstructive pulmonary disease: a systematic review and meta-analysis. Am J Clin Nutr, 95(6): 1385-1395, 2012.

第6章 ミネラル・血液ガスデータを読み解きリハに活かす

酸塩基平衡

血液ガスを反映

- アルカレミア（アルカリ血症）

基準値　pH 7.35〜7.45

- アシデミア（酸血症）

酸・塩基とは

　水溶液中でH⁺を放出するものを酸，H⁺を受け取るものを塩基といいます。血中に酸が増加するとH⁺が増加するためpHは下がります（アシデミア）。反対に血中に塩基が増加するとH⁺が減少するためpHは上がります（アルカレミア）（図1）。

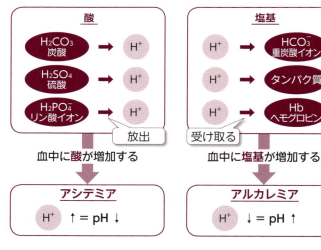

図1　酸・塩基とpHの関係

体液のpHの調節機構

　細胞が適切に活動するためには体液を最適なpHに保つ必要があります。しかし，体内は代謝によって産生されるCO_2などの揮発性酸と乳酸やリンなどの不揮発性酸により，酸性に傾きやすいです。そのため，体液のpHを維持する機構として，緩衝系と肺，腎臓があります。緩衝系は酸塩基の排泄を伴わないpH維持機構であり，肺や腎臓は酸，塩基を体外へ排泄し調節しています。

リハ視点での解釈

- 動脈血のpHは一定の範囲内（7.35〜7.45）に保たれています。しかし，何らかの原因により一時性変化や代償性変化が起こった場合，pHが低下したり上昇したりします。pHが一定の範囲を大きく超えると生体機能に異常をきたします（図2）。
- pH<7.35でアシデミア（酸血症）になります。アシデミアになると，血圧低下や不整脈，見当識障害などを引き起こします。
- pH>7.45でアルカレミア（アルカリ血症）になります。アルカレミアになると，不整脈やテタニー症状，見当識障害などが出現します。

> **Dr's コメント**
> アニオンギャップ（AG）は，代謝性アシドーシスの指標となります。$AG = Na^+ - (Cl^- + HCO_3^-)$で計算されます。

図2 pHの異常と症状

	アシデミア（酸血症）	正常	アルカレミア（アルカリ血症）
	pH < 7.35	pH 7.35〜7.45	pH > 7.45
症状	・血圧低下 ・不整脈 ・見当識障害　など	—	・不整脈 ・テタニー症状 ・見当識障害　など

検査値活用術　リハへの活かし方

> **禁忌ですよ！**
> パニック値
> HCO_3^-
> 14 mmol/L以下
> 40 mmol/L以上
> pH
> 7.2以下
> 7.6以上
> BE
> −10 mmol/L以下
> 10 mmol/L以上

pHだけでなく，ほかの血液ガスデータとともに確認

- アシデミアやアルカレミアはアシドーシスやアルカローシスによって引き起こされます。アシドーシスやアルカローシスには代謝性や呼吸性などがあります。アシデミアやアルカレミアになる原因をしっかりと把握し，その原因に合わせたリハを行いましょう。
- また，アシドーシスやアルカローシスがある場合でも代償されてpHが正常値内に収まっている可能性もあります。例えば，pHが正常値，HCO_3^-が低値，$PaCO_2$が低値というような場合です。このように単純にpHのみで酸塩基平衡を解釈するのではなく，疾患，ほかの血液ガスデータなどさまざまな視点から考慮していく必要があります。
- 例として，COPDの場合を考えてみましょう。COPDで呼吸がうまくできない場合，換気量が減ってCO_2が体内に蓄積します（$PaCO_2$↑）。そのため，呼吸性アシドーシスがあるのではないかと考えられます。また，その呼吸性アシドーシスを代償するように代謝性アルカローシスが起きている可能性もあると考えることができます。その結果，pHが正常値内を示す可能性がないとも限りません。このように，しっかりと疾患とその他の血液ガス指標をみれば，混乱しないで解釈することができます。

COPD: chronic obstructive pulmonary disease（慢性閉塞性肺疾患）

甲状腺刺激ホルモン TSH

FT₃，FT₄と合わせて甲状腺の機能を反映

高値
- 慢性甲状腺炎（橋本病）
- 原発性甲状腺機能低下症（粘膜水腫，クレチン病）
- 甲状腺亜全摘後
- 薬物（ヨード，アミオダロン塩酸塩）

基準値 0.4～4.0 μIU/mL

低値
- 甲状腺機能亢進症（Basedow 病，Plummer 病）
- 下垂体機能低下症

TSH：thyroid stimulating hormone

産生のメカニズム

TSHは視床下部から分泌されるTRHの作用を受け下垂体から分泌され，甲状腺ホルモン（FT₃，FT₄）の分泌を刺激します。視床下部と下垂体は甲状腺ホルモンからのフィードバックを受けFT₄が増加した場合はTRHとTSHが低下し，FT₄が低下した場合はTRHとTSHが増加するといったシーソーのような関係となっています（図1）。

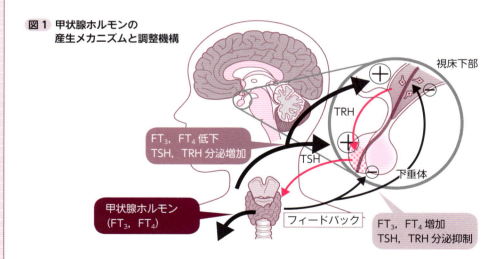

図1 甲状腺ホルモンの産生メカニズムと調整機構

TSHの役割

甲状腺ホルモン（FT₃，FT₄）の分泌を促進します。

TRH：thyrotropin-releasing hormone（甲状腺刺激ホルモン放出ホルモン），FT₃：free triiodothyronine（遊離トリヨードサイロニン），FT₄：free thyroxine（遊離サイロキシン）

リハ視点での解釈

高値
- ✓ 甲状腺機能低下の症状がないか優先して確認しましょう。
  - 無気力，無表情，倦怠感，低体温，便秘，浮腫，記憶低下など特徴的な症状が出ていないかチェックしてください。

低値
- ✓ 甲状腺機能亢進の症状がないか確認する必要があります。
  - 眼球突出，体重減少，頻脈，息切れ，発汗，易疲労感など特徴的な症状が出ていないか確かめてください。

Dr's コメント
甲状腺ホルモンからのフィードバックがかかりますので，検査値と臨床症状から正確な病態把握が必要です。

検査値活用術　リハへの活かし方

禁忌ですよ!
TSHが低値を示し，脈拍が120 bpm以上であれば，リハを中止してください。

甲状腺機能亢進時のリハの注意点
- TSHや甲状腺ホルモンが正常範囲から逸脱している場合は患者の疲労感や倦怠感に注意してリハを行うことが重要です。
- 正常範囲になったら負荷量を上げて積極的なリハを行ってください。
- 頻脈になりやすいため，リハ中はモニタリングを行うことが不可欠です。
- 体重減少が生じやすいため，食事摂取量と体重変化は毎日チェックし，リハ時の負荷量を調節しましょう（図2a）。

亢進時：易疲労時の注意点
- 易疲労性により四肢の脱力などが生じることがあるため，こまめに休憩を取ることが大切です。
- 歩行中はふらつきの確認や疲労感の確認を行い転倒予防に努めてください（図2b）。

亢進時：多量の発汗に対して
- リハによって発汗が促されるため，リハ中にこまめに汗を拭き取ることや，リハ後には服を着替えることなどを指導しましょう。

※甲状腺機能低下については甲状腺ホルモン（p.114）参照

この検査もチェック！
FT₃, FT₄ ➡ p.114

薬剤 これだけはチェック！
低値を示す可能性あり
ドパミン塩酸塩，副腎皮質ステロイド（プレドニゾロンなど）

図2　甲状腺機能亢進時の注意点

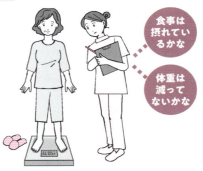

食事は摂れているかな
体重は減ってないかな

a 体重と食事量を評価して負荷量を調節しましょう

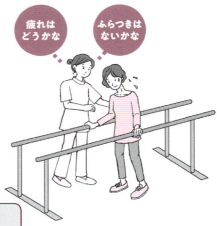

疲れはどうかな
ふらつきはないかな

b 患者を注意深く観察（評価）し，負荷量を調節してください

参考文献 1) 西川光重：薬剤による甲状腺障害. 日本内科学会雑誌. 99(4), 2010.

甲状腺ホルモン FT₃, FT₄

TSHと合わせて甲状腺機能亢進を反映

高値 FT₃, FT₄：甲状腺機能亢進症（Basedow病），甲状腺炎，下垂体TSH産生腫瘍

基準値 FT₃：2.1～4.1 pg/mL　FT₄：1.0～1.7 ng/dL

低値 FT₃, FT₄：下垂体機能低下症（下垂体炎），慢性甲状腺炎（橋本病），原発性甲状腺機能低下症（クレチン病）

FT₃：free triiodothyronine；遊離トリヨードサイロニン
FT₄：free thyroxine；遊離サイロキシン

産生のメカニズム

FT₃，FT₄は食べ物（主に海藻類）から摂取したヨウ素（ヨード）を主原料として，甲状腺内で合成されます。甲状腺刺激ホルモンの作用を受け放出されます。血中の甲状腺ホルモン（T₃,T₄）はほとんどが甲状腺ホルモン結合グロブリンとよばれるタンパクと結合しており，遊離型（FT）はFT₃で約0.3％，FT₄で約0.03％です。しかしホルモンとしての役割を担うのは遊離型のみであり，FT₃が最も強い作用を示します。

FT₃, FT₄の役割

FT₃，FT₄受容体は全身の各細胞にあり，ホルモンが作用することでタンパク質合成促進を主とした代謝調節を行います。また，エネルギー産生により，体温を保持することや，糖代謝の促進，中枢神経系，骨にも作用することから，身体の成長に不可欠なホルモンです。

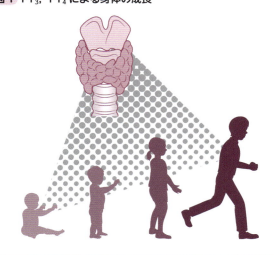

図1　FT₃, FT₄による身体の成長

TSH：thyroid stimulating hormone（甲状腺刺激ホルモン）

FT₃ FT₄

リハ視点での解釈

※甲状腺刺激ホルモンとは逆になります。

高値
✓ 甲状腺機能亢進の症状がないか確認することが重要です。
・眼球突出，体重減少，頻脈，息切れ，発汗，易疲労感など特徴的な症状が出ていないか確認しましょう。

> **Dr's コメント**
> FT₃，FT₄はほぼパラレルに変動しますので，通常はどちらか一方の値で評価してよいでしょう。

低値
✓ 甲状腺機能低下の症状がないか確認するのが大事です。
・無気力，無表情，倦怠感，低体温，便秘，浮腫，記憶低下など特徴的な症状が出ていないか確かめてください（図2）。

図2 甲状腺機能低下症の症状

- 毛髪の乾燥，脱毛
- 眼瞼浮腫
- 嗄声
- 皮膚乾燥，肌あれ
- 動作緩慢，記憶障害
- 眉毛の脱毛
- 難聴
- 無気力・無表情
- 口唇の肥厚
- 徐脈，心不全，心拡大
- 寒がり
- 便秘，食欲不振
- 筋肉痛
- 筋痙攣

その他
・月経不順，月経過多
・発汗減少
・体重増加
・易疲労感
・血中コレステロールとCK（CPK）が高値

検査値活用術　リハへの活かし方

> **禁忌ですよ！**
> FT₃，FT₄が高値を示し，脈拍が120 bpm以上であれば，リハを中止してください。

甲状腺機能低下時のリハの注意点

● 無気力によって身体活動量が低下しやすいため，患者が行える範囲の運動や生活を評価して介入する必要があります。

● 患者がリハに積極的になれない場合もありますが，病気によって生じている可能性も考慮して接しましょう。

● 体温の低下が生じるため，本人の訴えを尊重しながら服装や部屋の温度調節などを行う意識をもってください。

転倒・転落への注意

● 活動量の低下により動作レベルが低下する可能性があるため，ベッド周囲の環境を整え転倒転落を予防することが大切です。※ACTH（p.117図2）参照

この検査もチェック！
TSH ➡ p.112
（甲状腺機能亢進）

薬剤 これだけはチェック！

上昇させる薬剤
ヨード含有薬（アミオダロン），インターフェロン

低下させる薬剤
ステロイド（グルココルチコイド）

|参考文献| 1) 高木　康（編）：標準臨床検査医学 第4版．医学書院，2013．
2) 百渓尚子：甲状腺関連疾患．成人病と生活習慣病，46(10): 1316-1320, 2016．
3) 松永晶子ほか：甲状腺ホルモンと認知症・フレイル．認知症の最新医療，7(3): 136-140．

第7章 ホルモン系の検査データを読み解きリハに活かす

副腎皮質刺激ホルモン ACTH

ステロイド分泌状態を反映

基準値 4.4〜52 pg/mL

高値：Addison病，Cushing病，異所性ACTH・CRH産生腫瘍，先天性副腎皮質過形成

低値：下垂体前葉機能低下症，副腎腺腫，ACTH単独欠損症，副腎皮質ステロイド服用

ACTH：adrenocorticotropic hormone

産生のメカニズム

ACTHは視床下部からのCRHにより分泌が刺激され，脳下垂体前葉から分泌されます。副腎皮質に作用してステロイド（コルチゾール）の合成を促しており，コルチゾールによって分泌が抑制されます（ネガティブフィードバック）（図1）。
※コルチゾール基準値 4.5〜21.1/μg/dL

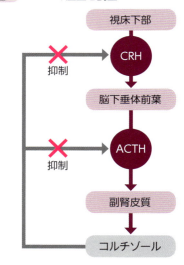

図1 ACTHの産生と調整

ACTHの役割

ACTHの役割は，副腎皮質に働きかけてコルチゾールを放出させることです。実質身体へ影響を与えるのはコルチゾールで，主な働きは，糖質・タンパク質・脂質の代謝調節，水電解質代謝の調整，抗炎症作用，免疫機能調節などです。コルチゾールが不足した場合，生命維持に影響を与えることもあります。また，ステロイド薬としてさまざまな状況で使用されている治療薬としても知られています。

CRH：corticotropin releasing hormone（副腎皮質刺激ホルモン放出ホルモン）

リハ視点での解釈

高値

✓ Cushing病による症状がないか確認することが第一です。
- 筋力低下，糖尿病，肥満，高血圧，骨粗鬆症，感染などが生じていないか確認してください。

Dr's コメント
Cushing病では，ステロイドホルモンの投与の副作用（骨折，易感染性，骨粗鬆症，筋力低下など）を常に念頭において訓練を行います。

検査値活用術　リハへの活かし方

禁忌ですよ！
高値を示して，感染の増悪期や体温が38℃を超えている場合は，リハを中止します。

Cushing病時の運動療法
● 糖尿病や肥満が生じるため，継続的な運動が重要です。
※運動強度はHbA1c（p.81）参照

筋力低下による転倒に注意を払ってください
● 筋力低下に加え骨粗鬆症も併発している場合が多いため，転倒には十分な注意が必要です。患者への意識付けも重要ですが，医療者側として転倒予防につながる環境設定を行う必要があります（図2）。

感染予防は万全にしましょう
● コルチゾールによって免疫機能が低下するため，感染させないように注意しましょう。

精神的なサポートも重要です
● 食事を多量に摂取しているわけでもなく太ってしまうため，精神的に落ち込んでしまう人もいます。話を傾聴して前向きに治療を行えるような配慮が必要です。

この検査もチェック！
BS ➡ p.82
電解質検査 ➡ p.94
WBC ➡ p.8
CRP ➡ p.60

薬剤 これだけはチェック！

高値を示す可能性あり
αアドレナリン遮断薬
βアドレナリン拮抗薬

低値を示す可能性あり
副腎皮質ステロイド
ドパミン作動薬
セロトニン阻害薬

図2 転倒予防につながる環境設定

点滴台・ライン類 患者の移動に邪魔にならないようにラインをまとめておきます。

テレビ台，床頭台・ベッドサイドテーブル 患者が手を着く可能性があるため，常に車輪にロックがかかるタイプがよいです。

車椅子 空気圧が低いとロックをかけても動く可能性があるためしっかりと空気を入れましょう。

床 コードや患者の荷物など移動に障害となるものを置かないように配慮してください。

履物 脱げにくく滑りにくい靴が理想です。※足を擦らさないと前に出せない人はスリッパなども可

ベッドの高さ 立ちやすい高さに設定します。低すぎると起立困難になります。※転落リスクのある人は一番下に下げておきます。

L字柵の利用 起立時の体重移動が容易になり立ちやすく，方向転換も行いやすくなります。

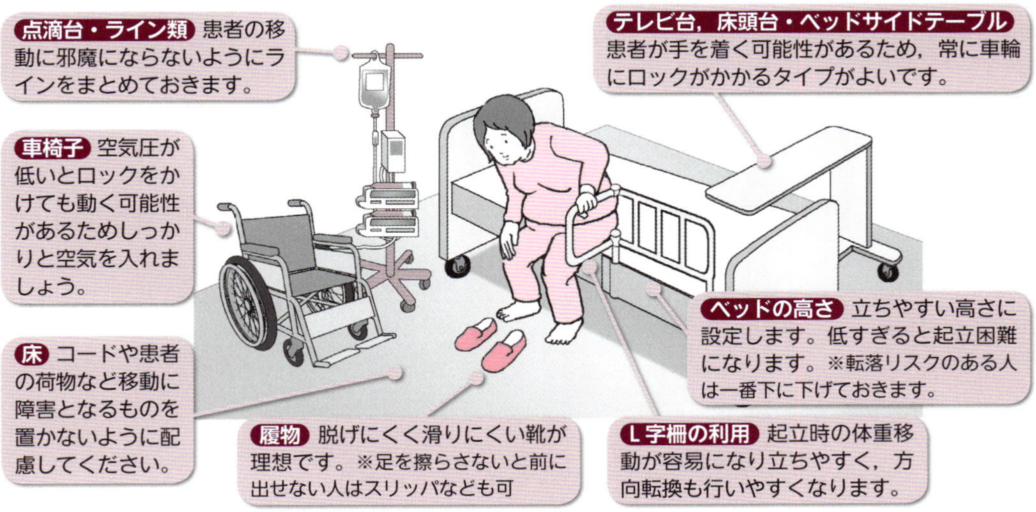

| 参考文献 | 1) 金城光代：ステロイドの副作用・予防．レジデントノート，18(18)：3262-3267, 2017.
2) 木村　聡(監編)，三浦 雅一(編)：薬の影響を考える．臨床検査値ハンドブック第3版．じほう，2017.
3) 本間光信(監)，高橋仁美(編)：PT・OTのための治療薬ガイドブック．メジカルビュー社，2017.

第7章 | ホルモン系の検査データを読み解きリハに活かす

レニン アルドステロン

血圧を反映

高値
- レニン・アルドステロンともに高値
  - 腎血管性高血圧，レニン産生腫瘍，Bartter症候群（先天性尿細管機能不全）
- レニンのみ高値
  - Addison病（原発性慢性副腎皮質機能低下症）など
- アルドステロンのみ高値
  - 原発性アルドステロン症など

基準値
- レニン：0.5～2.0 ng/mL/hr
- アルドステロン：36～240 pg/mL

低値
- レニン・アルドステロンともに低値
  - 塩分過剰摂取，低レニン性低アルドステロン症

レニン：**PRA**：plasma renin activity（血漿レニン活性）
aldosterone；アルドステロン

産生のメカニズム

腎臓の血圧や血流が低下すると輸入細動脈の壁にある傍糸球体細胞からレニンが分泌されます。レニンは肝臓で産生された血液中のアンジオテンシノーゲンに作用してアンジオテンシンⅠという物質をつくります。アンジオテンシンⅠは肺でアンジオテンシン変換酵素（ACE）によりアンジオテンシンⅡに変換されます。アンジオテンシンⅡは全身の動脈を収縮させるとともに，副腎皮質からアルドステロンを分泌させます。アルドステロンは遠位尿細管でNa$^+$と水の再吸収を増加させ，これにより循環血液量が増加して心拍出量と末梢血管抵抗が増加します。これをレニン-アンジオテンシン-アルドステロン系とよび，血圧上昇後にはレニンの分泌は抑制され，働きが低下します。

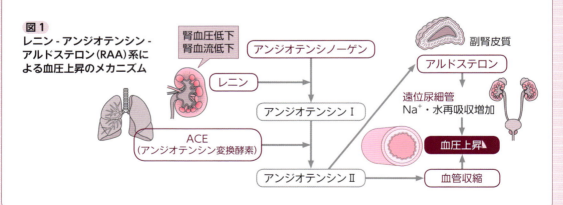

図1 レニン-アンジオテンシン-アルドステロン（RAA）系による血圧上昇のメカニズム

役割

ホルモンの作用によって血圧の調整を行っています。

ACE：angiotensin-Ⅰ-converting enzyme，Na：natrium（ナトリウム）

レニン

リハ視点での解釈

 ✓ 高血圧：血圧の管理は十分に行う必要があります。

 ✓ 脱水，低血圧：尿量や尿回数などを確認してください。

検査値活用術　リハへの活かし方

収縮期血圧70 mmHg以下，200 mmHg以上，拡張期血圧120 mmHg以上は，リハの中止基準になります。

高血圧時には血圧上昇を抑えた動作や生活指導を行いましょう（表1）
- 軽度から中等度負荷（Karvonen法30〜50％）の定期的な運動を指導することが重要です。

表1　高血圧時の生活の注意点

状況	注意点	指導内容
起床時	早朝	ゆっくりと起床する
排泄	いきみ，冬場の温度差	深呼吸しながら排泄する，暖房器具をトイレ内に設置
入浴	急激な温度差 高温のお湯 長湯	脱衣所を暖めておく 浴槽のお湯は40℃以下 浸かる時間は5〜10分
階段	身体への負荷が大きい	ゆっくりと行う，2足1段で昇降する
咳	胸腔内圧上昇	咳止めを処方してもらう
ストレス	ストレスによる交感神経優位	ストレッサーに近付かない

この検査もチェック！
Na → p.94
K → p.96
ACTH → p.116

薬剤これだけはチェック！
アルドステロン
高値を示す可能性あり：フロセミド，サイアザイド，エストロゲン製剤など
低値を示す可能性あり：ACE阻害薬，β遮断薬など

血圧調整の再設定

　血圧はホルモンだけでなく，神経系の調節も受けています。圧受容器は頸動脈洞や大動脈弓に存在し，血圧の変動を圧によってモニタリングして上昇または低下した際に正常範囲まで戻しています。しかし，何らかの影響により高血圧の状態が1週間ほど続くと，ホルモン系と神経系の調整機構は血圧を高い状態で維持するように変化してしまいます。

| 参考文献 | 1) 安倍紀一郎（著），森田敏子（著）：関連図で理解する循環機能学と循環器疾患のしくみ 第3版．日総研出版，2010．

CPR Cペプチド

膵臓からのインスリンの分泌機能を反映

CPR : connecting peptide immunoreactivity

高値
- 2型糖尿病
- インスリノーマ
- インスリン自己免疫症候群
- Cushing症候群
- ステロイド薬服薬

基準値 血清：0.8〜2.5ng/mL
蓄尿：22.8〜155.2μg/日

低値
- 1型糖尿病
- 2型糖尿病末期
- 膵炎，膵臓がんなどの膵疾患

産生のメカニズム

CPRはインスリンが生合成される過程で生じる副産物で，プロインスリンの分解によって，インスリン分子と1：1の割合で産生されます。従って，CPRを測定することで，インスリンの分泌状態を知ることができます。

CPRの役割

インスリンは産生されると，各細胞の受容体に結合し次々に消費されます。従って，血中のインスリン量を測定しても正確な数値が測定できません。一方，CPRは産生されても各細胞に作用することなくそのまま尿中に排泄されます。そのため，インスリン分泌能を知りたい場合はCPRを測定する必要があります。しかし，腎機能障害がある場合，血中のCPRは高値を示し，蓄尿のCPRは低下するため注意が必要です。

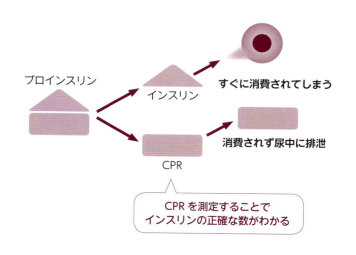

図1 CPRの産生と役割

リハ視点での解釈

高値
- ✓ 低血糖症状が出ていないか確認しましょう。
  - **低血糖症状**：交感神経症状（冷や汗，頻脈，動悸，手足の震え，顔面蒼白など），中枢神経症状（眼のかすみ，生あくび，頭痛など）

Dr'sコメント
インスリン感受性が低下する疾患（2型糖尿病など）では高値をとり，インスリンの分泌が低下する疾患（1型糖尿病）では低値をとります。

低値
- ✓ インスリン治療が開始された場合，血糖の変動に注意しましょう。
  - CPR 0.6未満もしくは蓄尿CPR 20μg/日以下の場合，インスリン分泌の著明な低下が生じており，インスリン依存状態と考えられています。

検査値活用術　リハへの活かし方

禁忌ですよ！ 低血糖症状を認める場合は運動を中止しましょう。

CPRと血糖値を用いたCPRインデックス（CPI）が治療選択の有用な指標として使用されています。

CPI ＝ 血中CPR ÷ 血糖値 × 100

CPIが1.2以上の場合，食事療法・運動療法・経口薬治療で血糖コントロールが可能です。またCPIが0.8未満の場合，インスリン治療で良好な血糖コントロールが可能といわれています。

- 運動療法はレジスタンス運動と有酸素運動を組み合わせて行いましょう。
- 運動強度は中等度が推奨されます（$\dot{V}O_2max$ 40〜60%　Karvonenの予測式負荷50〜70%，Borgスケール11〜13）
- 運動頻度は週に3〜5回，1回の運動を30分，週合計150分の運動が目標です。
- 運動は手軽にできるウォーキングがお勧めです。生活とウォーキングで10,000歩を目標にします。
- 運動習慣のない患者には，極低強度で継続できる運動から開始しましょう。歩数は現在の生活＋2,000歩を目標にして，達成できたら徐々に増やして10,000歩を達成するようにしましょう（図2）。

図2　歩数の目標

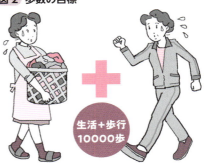

生活+歩行 10000歩

その他インスリンに関係する検査
- 血中インスリン（インスリン分泌能の指標）　基準値 5〜15μU/mL
- HOMA-IR（インスリン抵抗性の指標）　基準値 1.6未満 2.5以上でインスリン抵抗性あり

この検査もチェック！
HbA1c ➡ p.80
BS ➡ p.82
インスリン，HOMA-IR，Am

薬剤これだけはチェック！
スルホニル尿素薬（アマリール®など），ビグアナイド薬（メトグルコ®など），チアゾリジン薬（アクトス®など），グリニド薬（シュアポスト®など），DPP4-阻害薬（ネシーナ®など），αグルコシダーゼ阻害薬（グルコバイ®など），SGLT2阻害薬（スーグラ®など），インスリン製剤，GLP-1受容体作動薬

HOMA-IR : homeostasis model assessment of insulin resistance

参考文献 | 1）日本糖尿病学会（著）：糖尿病治療ガイド2018-2019. 文光堂, 2018.
2）本間光信（監）, 高橋仁美（編）：PT・OTのための治療薬ガイドブック. メジカルビュー社, 2017.

第7章 | ホルモン系の検査データを読み解きリハに活かす

脳性ナトリウム利尿ペプチド
BNP

心負荷を反映

- 急性・慢性心不全
- 急性心筋梗塞
- 慢性腎不全

高値

基準値 18.4 pg/mL以下

BNP：brain natriuretic peptide

産生のメカニズム

BNPは主に心室充満圧が上昇することで心室から分泌され，心不全の診断や重症度の判定に用いられます。BNPはproBNPから生成され血中に放出されますが，同時に1：1の割合でNT-proBNPも生成され放出されます（図1）。NT-proBNPはBNPと比べ半減期が長く，安定していることや変動幅がより大きいことから，重症度の判定に役立ちます。ただし，腎機能の低下や高齢者，急性炎症時では高値を示し，肥満者では低値を示す傾向があるため，データの解釈時には注意が必要です。

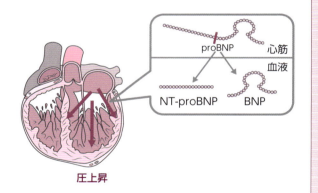

図1 BNP，NT-proBNP産生のメカニズム

BNPの役割

ナトリウム利尿（ナトリウム排泄に伴う水の排泄），血管拡張作用，交感神経系抑制，レニン-アンジオテンシン系抑制などの心血管保護作用のほかに，脂肪分解促進，インスリン抵抗性改善などの代謝作用を有しています。

この検査もチェック！

Hb ➡ p.16　　Cr ➡ p.36
Na ➡ p.94　　BUN ➡ p.34
K ➡ p.96　　Alb ➡ p.68
eGFR ➡ p.38　CRP ➡ p.60

薬剤 これだけはチェック！

β遮断薬（アーチスト®など）
強心薬（経口，静注）

proBNP：pro brain natriuretic peptide（脳性ナトリウム利尿ペプチド前駆体），NT-proBNP：N-terminal pro brain natriuretic peptide（N末端プロ脳性ナトリウム利尿ペプチド）

リハ視点での解釈

高値

✓ **心不全による症状が出ていないか確認しよう。**
- 心室充満圧の上昇（BNPとproBNPを放出）は心収縮力の低下によって生じることが多いため、心不全傾向を観察する必要があります（表1）。

> **Dr's コメント**
> 検査値そのものも重要ですが、検査値の変化、推移を見極めましょう。

表1 心不全の身体所見

身体所見	低灌流所見	うっ血所見	その他
	・安静時・運動時血圧の低下 ・安静時・運動時脈拍の増加 ・尿量の減少 ・全身倦怠感 ・四肢冷感	・全身浮腫 ・体重増加 ・肺水腫症状（労作時呼吸困難、湿性ラ音、SpO₂ 90％以下） ・単純X線：CTRの拡大、胸水出現	心音： 　Ⅲ音 　奔馬調（gallop rhythm） 　Ⅳ音

検査値活用術　リハへの活かし方

禁忌ですよ！

> ノルアドレナリン静注時、3日間で体重2kg以上の上昇がある場合はリハ中止、もしくはベッド上での拘縮予防に努めましょう。

BNPの変化と身体所見を目安に運動処方を考えよう

- BNP400 pg/mL以上では心不全の可能性が非常に高い状態ですが、拘縮予防や体位変換などの極低強度の介入は行い二次障害の予防に努めましょう。
- また400 pg/mLを超えていたとしても、前回からBNPが低下していた場合や身体所見で心不全の改善を示している場合は、バイタル変動に注意しながら離床を行い、低強度のレジスタンス運動や歩行などの運動も段階的に実施してかまいません。
- BNPが前回検査時よりも100 pg/mL以上の上昇を認めた場合は心不全の増悪傾向ですので、必ず医師に相談してください。
- 病態が安定したら、運動負荷を上げ、軽症（NYHA Ⅰ～Ⅱ）ではKarvonen法において負荷量（k）＝0.4～0.5、中等症～重症（NYHA Ⅲ）では負荷量（k）＝0.3～0.4を目安にした運動、もしくはBorgスケール11～13（自覚的運動強度「楽である～ややつらい」）のレベルで行いましょう。
- レジスタンス運動では上肢運動1RMの30～40％の負荷、下肢運動1RMの50～60％の負荷、1セットで10～15回反復できる負荷量でBorgスケール13以下に設定してください（図2）。

  ※Karvonen法（[最高HR－安静時HR]×k＋安静時HR）

- BNPと合わせて体重の増加が生じてないか必ず確認しましょう（図3）。

図2 レジスタンス運動と有酸素運動

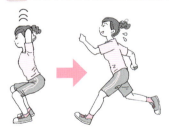

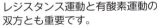

レジスタンス運動と有酸素運動の双方とも重要です。

図3 体重の増加

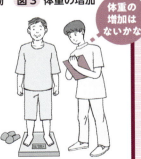

体重の増加はないかな

CTR：cardiothoracic ratio（心胸郭比）、NYHA：New York Heart Association（ニューヨーク心臓病学会）、RM：repetition maximum（最大反復回数）、HR：heart rate（心拍数）

参考文献
1) 日本心不全学会：血中BNPやNT－proBNP値を用いた心不全診療の留意点について．
2) Kinnunen P, et al: Mechanisms of atrial and brain natriuretic peptide release from rat ventricular myocardium: Effect of stretching. Endocrinology. 132: 1961, 1993.
3) 横山美帆：心臓リハビリテーションスタッフが知っておくべき臨床検査値．22(4): 320-322. 2016.
4) 心血管疾患におけるリハビリテーションに関するガイドライン（2012年改訂版）．

CASE 8

心不全急性増悪症例

基本情報：70歳代，女性，身長155 cm，体重57 kg（1週間前は52 kg），BMI 23.7 kg/m²
診断名：慢性心不全急性増悪
現病歴：少しの会話や体動でも呼吸苦が生じるため来院。胸部X線検査にて著明な胸水貯留を認め，心不全の急性増悪の診断にて入院となる。入院後利尿薬を中心とした治療を行い，入院5日目にリハ処方され介入となる。
合併症：慢性腎不全，心房細動
投　薬：ハンプ注射用（利尿薬），エナラプリルマレイン酸（ACE阻害薬），フロセミド（ループ利尿薬），ハーフジゴキシン（強心薬）
リハ介入時：BP 92/43 mmHg，Pulse 104 bpm，SpO₂ 95%（O₂ Off）
10日後：BP 88/57 mmHg，Pulse 97 bpm，SpO₂ 98%（O₂ Off）
検査値：表1
その他検査：入院時：心エコー検査 EF28% 中等度僧帽弁狭窄症
入院時：胸部X線検査。両側に胸水貯留
5日後（リハ開始時）：胸部X線検査。胸水改善傾向
10日後：胸部X線検査。5日後よりも改善傾向

表1　検査値とリハ

検査値	入院時	5日後（リハ開始時）	10日後	15日後
WBC (×10³/μL)	5.4	5.6	6.1	4.8
BUN (mg/dL)	14	17	34 H	18
Cr (mg/dL)	1.01	0.96	1.25 H	1.03
Na (mEq/L)	143	143	140	143
K (mEq/L)	3.6	3.1 L	4.5	3.8
Alb (g/dL)	4.2	3.8	3.6	3.8
BNP (pg/mL)	1120 H	232.6 H	201.5 H	88.8 H
CPK (U/L)	71	28 L	33 L	36 L
体重 (kg)	57	54	55	52
リハ介入	−	フィジカルアセスメントにて問題なければ離床開始	腎機能悪化。負荷量の見直し	心機能腎機能改善傾向。積極的な離床

※ H：基準値よりも高値　　L：基準値よりも低値

① リハ開始時の注意点

・入院時にはBNPが基準値を大きく超えており，X線検査，心エコー検査からも心不全が生じてい

たと考えられます．リハ開始時には基準値を超えているものの，低下しており改善傾向と考えられます．また体重も減少していることからも改善傾向といえます．
- 入院時のCPKは基準範囲であり，心不全の原因として心筋梗塞は否定的です．リハ開始時には基準範囲よりも低下しており，廃用による筋肉量の低下が懸念されます．
- カリウムがやや低下しているため，不整脈出現の可能性があります．介入時には心電図にて波形をモニターしながら，リハを実施する必要があります．
- 心不全は改善傾向であることや，離床を制限する強心薬（ノルアドレナリン）の投与がないこと，3日間以内に2kg以上の体重増加がないことから，介入時に低灌流所見やうっ血所見などのフィジカルアセスメントを行い，問題なければ心不全離床プログラムに合わせて離床を進めます（**表2**）．
- 離床プログラムで次のステージを行う際には，負荷試験前後で必ず血圧，脈拍，SpO₂，心電図モニターを確認して，循環動態が安定していることを確認しながら進めます．

表2 急性期心不全離床プログラム

	stage 1	stage 2	stage 3	stage 4	stage 5	stage 6
許可される安静度	ベッド上安静	端座位	室内自由	トイレ歩行	棟内自由（80mまで）	棟内自由
リハ実施場所	ベッド上	ベッドサイド	ベッドサイド	病棟	病棟（リハ室）	病棟（リハ室）
目標座位時間（1日総時間）	ギャッジアップ	1時間	2時間	3時間	3時間	3時間
stage up 負荷試験	端座位	歩行テスト（自由速度）10m	歩行テスト（自由速度）40m	歩行テスト（自由速度）80m	歩行テスト（自由速度）80m×2～3回	6分間歩行テスト

② 10日後のデータから負荷量の調節を考える

- BNPは低下傾向ですが，依然として高値を示しています．また体重は増加傾向であり，心不全の治療が進んでいない可能性が考えられます．
- BUN，Crが上昇しており，腎機能の低下が考えられます．腎機能の低下により循環水分量が上昇し心負荷を増加させている可能性が考えられます．
- 介入時のフィジカルアセスメントとバイタル測定を行い，積極的に負荷量は上げないようにし慎重に進める必要があります．
  ※BNPの100 pg/mL以上の上昇，心不全を疑う自覚症状の増悪，3日もしくは7日以内に2kg以上の体重増加を認めた場合はリハ介入の前に医師への相談が必要です．

③ 15日後のデータから負荷量を考える

- BNPと体重の減少を認め，心不全の改善が再び認められています．また，Cr，BUNが基準範囲内となり，腎機能の改善を認めます．バイタル，身体評価を行い，再び積極的な離床を行います．
- 投薬が変更されている可能性が高いため，必ず確認するようにします．また利尿薬を使用されるケースが多いため，脱水が生じていないか注意しましょう．

参考文献 1）岩永善高：心不全におけるバイオマーカーの考え方とその限界．薬局，68(7): 2610-2615, 2017.
2）日本心臓リハビリテーション学会：心不全の心臓リハビリテーション標準プログラム（2017年版）．

第8章｜尿の検査データを読み解きリハに活かす

尿量

脱水，腎機能を反映

高値
- 多飲
- 尿崩症

基準値 1,000〜1,500 mL/日

低値
- 腎前性乏尿
- 腎性乏尿
- 腎後性乏尿
- 心不全，ショック，脱水

尿生成

尿生成は，糸球体，ボウマン嚢，尿細管からなるネフロンが基本単位です。腎血流の約5分の1は糸球体で濾過され原尿（約180 L/日）となります。濾過された原尿は尿細管に入り，尿細管で各物質の再吸収や分泌を受け，最終的には尿に変化していきます（図1）。

図1 尿生成

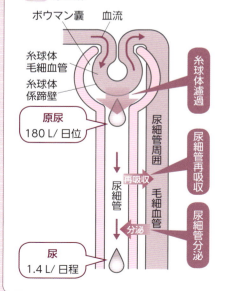

尿量とは

尿量とは1日のうちに排泄される尿の量です。尿量は尿の排泄機能の異常や腎機能の低下などに限らず，年齢，季節，生活内容などでも大きく変動します。腎臓は水分・電解質の調節，酸塩基平衡の調節，代謝産物や老廃物の排泄，ホルモンの産生・調節という4つの機能を果たしています。このうち，前者の3つは尿生成によって実現されます（図2）。

図2 腎臓の役割

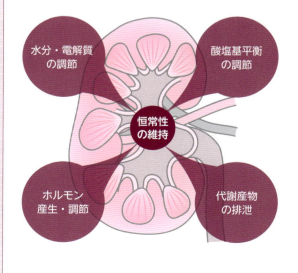

リハ視点での解釈

✓ 尿量が多い場合
- 脱水症状が出ていないか確認してください。
- ステロイド薬や利尿薬などを飲んでいないか確認しましょう。

✓ 尿量が少ない場合
- 浮腫（全身，下肢）が出ていないか確かめましょう。
- 腎機能の指標であるBUNやCrの値を確認することが重要です。
- 心臓外科術後は0.5～1.0 mL/kg/時間以下が2時間以上続く場合は離床NGです。

> **Dr's コメント**
> 健常では1日500～1,500 mL程度で，昼：夜は3：1の割合です。尿の色にもいろいろな情報が含まれているので注意して観察する必要があります。

検査値活用術　リハへの活かし方

禁忌ですよ！ 注意値 2,500 mL/日以上

尿量が多い場合
- リハ前・中・後に脱水症状が出ていないか必ず確認をしましょう（図3）。
- リハの前に必ずトイレに行っておくように促すことが大切です。
- 利尿薬を飲んでいる場合，血圧低下による転倒に注意してください（図4）。

図3 脱水症状

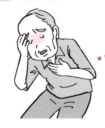

めまい，吐き気，ぼんやりする，手足のふるえなどが出たら注意！

図4 血圧低下による転倒

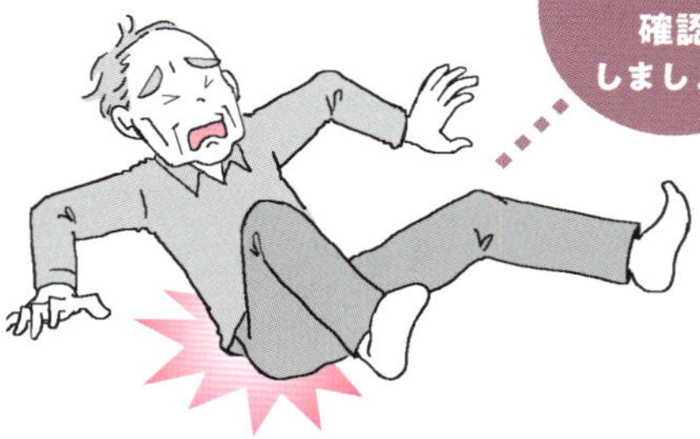

意識状態をしっかりと確認しましょう

尿量が少ない場合
- 浮腫が出ている場合には弾性ストッキングの着用を促しましょう（図5）。
- 四肢の周径などを測定し，筋肉量を確認する必要があります（図6）。
- 腎機能障害が出ている場合は医師に確認のもとリハを実施することが重要です。

図5 弾性ストッキングの着用

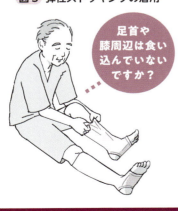

足首や膝周辺は食い込んでいないですか？

図6 周径の測定

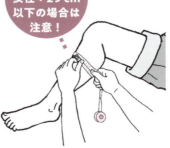

男性：30 cm以下，女性：29 cm以下の場合は注意！

薬剤 これだけはチェック！

高値を示す可能性あり
利尿薬（サイアザイド系利尿薬，ループ利尿薬など）

この指標もチェック！
BUN → p.34
Cr → p.36

BUN：blood urea nitrogen（尿素窒素），Cr：serum creatinine（血清クレアチニン）

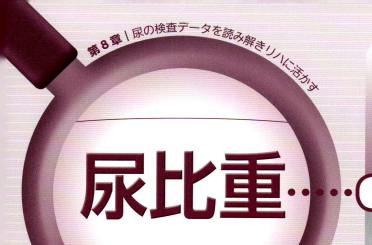

尿比重とは

　尿比重とは尿中の水分と水分以外の物質の割合です．尿中には水分のほかに，老廃物などが含まれています．そのため，尿中における水分と水分以外の割合である尿比重を調べることにより，腎機能などの状態を推測することができます．尿比重は脱水の状態にあるか否かを評価したいときや，腎機能を評価したいときに行われます．

　腎機能が正常である場合，腎臓は身体が脱水状態のときは尿を濃くし（尿比重が高い），水分を身体から出さないようにします．反対に，身体のなかの水分が過剰なときは尿を薄くし（尿比重が低い），水分を身体から出します．しかし，腎臓の働きに異常があるとこれらの働きが正常にできません．

尿比重の役割

　尿比重は尿の濃縮力の評価として簡便に行えますが，より正確な評価には尿浸透圧（Uosm）と血漿浸透圧（Posm）の測定が必要となります．尿浸透圧は尿中のNa^+，尿素，グルコースなどの影響を受け，正常でも飲水量によって大きく変動します．血漿浸透圧は尿中のNa^+，尿素，グルコースなどの影響を受けます（表1）．

薬剤 これだけはチェック！

低値を示す可能性あり
利尿薬（サイアザイド系利尿薬，ループ利尿薬など）
リチウム

表1　尿浸透圧と血漿浸透圧の基準値

指標	基準値
尿浸透圧	50 ～ 1,200 mOsm/kgH$_2$O
血漿浸透圧	280 ～ 290 mOsm/kgH$_2$O

尿比重

リハ視点での解釈

　尿比重のみの値で解釈するのではなく，必ず尿量との関連を見ながら解釈しましょう。例えば，尿量が異常に少なくても尿比重が十分に高ければ，脱水によって腎臓が尿を濃くし，水分が必要以上に排出されないように対処していると判断できます。

Dr's コメント
体内の水分量の変動，輸液の変更，治療に応じて変化するため，適切な水分摂取量の判定にも利用されます。

高値
- 脱水症状が出ていないか確認しておきましょう。脱水では体液が失われるため，尿量が減り，尿が濃縮されて尿比重は高くなります。
- タンパク尿が出ていないか確かめておく必要があります。ネフローゼ症候群などで，尿中にタンパク質が漏れ出している場合，尿比重は高まります。
- 尿糖が出ていないか確認を取ってください。糖尿病の場合，尿中にグルコースが多く含まれるため，尿比重が高くなります。

低値
- 利尿薬を飲んでいないか確かめましょう。利尿薬を飲んでいると，尿量が増加し，尿比重は低下します。

検査値活用術　リハへの活かし方

禁忌ですよ！　パニック値　1.036以上

- リハ前・中・後に脱水症状が出ていないか確認してください。脱水症状が出ていたらリハを中止し，医師に報告する必要があります（図1）。
- 浮腫の状態に注意しながらリハを実施してください（図2）。
- 利尿薬を飲んでいる場合，血圧低下による転倒に注意しなければなりません（図3）。
- トイレの回数を確認してみましょう。

図1 脱水症状

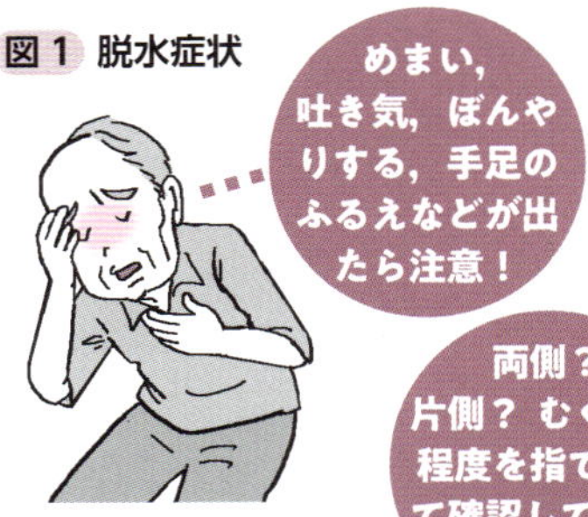

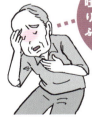

めまい，吐き気，ぼんやりする，手足のふるえなどが出たら注意！

図2 浮腫

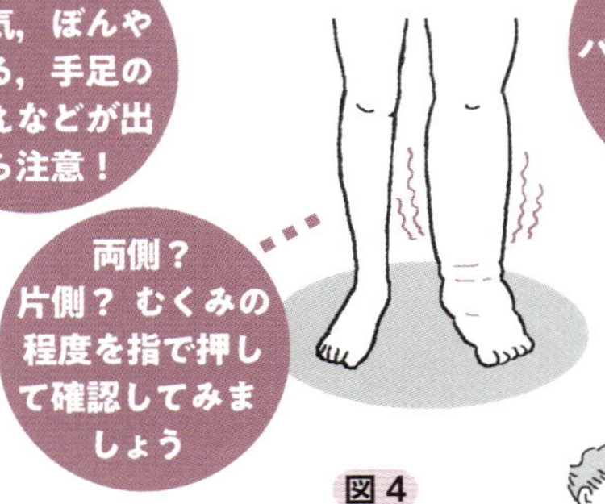

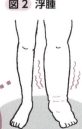

両側？片側？ むくみの程度を指で押して確認してみましょう

図3 血圧低下による転倒

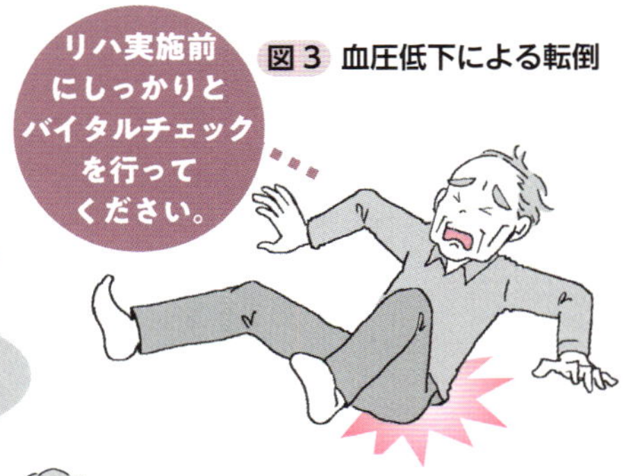

リハ実施前にしっかりとバイタルチェックを行ってください。

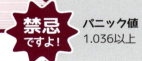

尿崩症に対する配慮
- 頻尿，多尿傾向なため，リハの前に必ずトイレに行っておくように指導することが重要です（図4）。

図4 トイレの確認

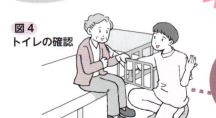

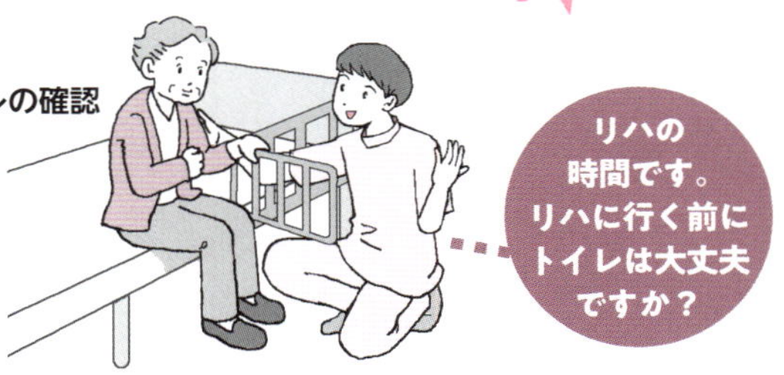

リハの時間です。リハに行く前にトイレは大丈夫ですか？

第8章｜尿の検査データを読み解きリハに活かす

尿タンパク

腎機能・栄養状態を反映

高値・陽性
- 急性感染症
- 溶血性貧血
- 骨格筋の障害
- 多発性骨髄腫
- ネフローゼ症候群
- 糸球体腎炎

基準値
150 mg/日以下（比濁法・比色法）
陰性（−）または偽陰性（±）（試験紙法）

尿タンパクとは

尿中に排泄されるタンパク質のことです。通常，分子量の大きなタンパク質は尿中に排泄されません。しかし，タンパク質の過剰な生成や，腎機能の障害，尿管・膀胱での炎症や結石の出現などによりタンパク質が尿中に漏れ出します。尿中にタンパク質が漏れ出した状態がタンパク尿です。一般に150mg/日以上の尿タンパクが排泄されると「タンパク尿」とよばれます（図1）。タンパク尿には運動性タンパク尿，起立性タンパク尿など，病的ではない一過性のタンパク尿があることに注意してください（図2）。

図1 尿タンパク

正常（成人）
・わずかに尿タンパクの排泄がある（50〜100mg/日程度）。

タンパク尿
・タンパク質の排泄量が増加（150mg/日以上）。
・病的あるいは生理的要因による。

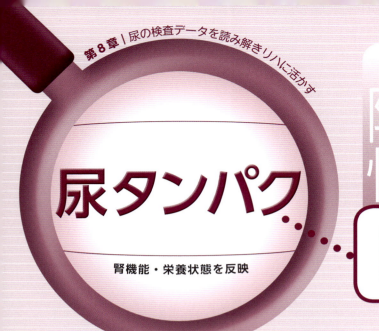

図2 タンパク尿の分類

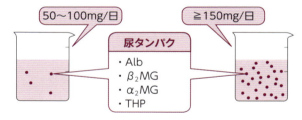

| 補足 | 起立性タンパク尿：立位によってタンパク尿がみられることがある。
前弯性タンパク尿：前弯位によってタンパク尿がみられることがある。

尿タンパク

リハ視点での解釈

腎疾患や尿管などに異常があるとタンパク尿が出るため，それらの臓器に疾患が疑われるときは重要な指標となります。ただ，前述したように，運動性タンパク尿や起立性タンパク尿など疾患を伴わないタンパク尿も存在するため，単独では疾病の存在を断定するには至らない点に注意してください。

- 腎障害を起こすおそれのある薬を飲んでいないか確認しましょう。
  アミノグリコシド系抗菌薬（ゲンタシン®）
  非ステロイド性抗炎症薬（ロキソニン®）

Dr's コメント
1日の尿タンパク排泄量と腎不全の進行度は比例関係にあります。病的尿タンパクの分類は，腎前性，腎性，腎後性に分けられます。

検査値活用術 リハへの活かし方

禁忌ですよ！ パニック値 1,000 mg/dL 以上

- 病態によってはタンパク質の制限などを指示される場合があるので，リハの負荷量に注意しましょう。
- タンパク質が制限されている場合は低栄養のリスクが高くなっています。リハの負荷量を高くしすぎると，筋肉量の減少を招く可能性があるので，リハの負荷量とその他血液検査の指標（総タンパク，アルブミン，トランスフェリン，トランスサイレチンなど）との関連を確認しながら負荷量を設定していくことが大切です。
- 疲労感や倦怠感が出現している場合はバイタルサインのチェックや自覚症状を適宜確認しながらリハを実施していきましょう（図3）。
- 慢性腎臓病の場合，不必要な安静を避け，医師の指示のもと積極的な有酸素運動やレジスタンス運動を行ってください。

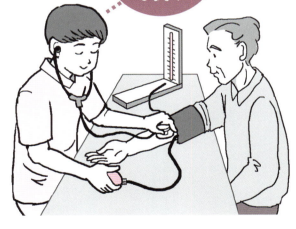

図3 バイタルサインのチェック

リハによる息切れなのかな？それとも別の要因の息切れなのかな？しっかりと区別しなきゃ

この検査もチェック！
TP → p.66
Alb → p.68
Tf，TTR → p.72

薬剤 これだけはチェック！
高値を示す可能性あり
抗菌薬（アミノグリコシド系薬）
NSAIDs（ロキソニンなど）

第8章｜尿の検査データを読み解きリハに活かす

尿糖

糖尿病，腎機能を反映

高値

血糖値も高値の場合
- 糖尿病
- Cushing症候群
- ステロイド投与時

基準値
定性：陰性（−）
定量：100mg/日以下（蓄尿）

正常

血糖値は正常の場合
- 腎性糖尿
- Fanconi症候群
- 妊娠
- 薬物中毒など

尿糖とは

　尿糖とは尿中に出現するブドウ糖（グルコース）のことです。ブドウ糖は健康な人でも尿中にごく微量に存在していますが，糸球体で濾過された糖はほぼ100％近位尿細管で再吸収されるため，健康であれば通常の検査で検出されることはありません。しかし，尿細管から再吸収できるグルコースの量には限りがあります。そのため，糸球体を濾過したグルコースの量が過剰になり，糖排泄閾値を超えると，再吸収しきれず尿中に排泄されます（図1）。

図1 尿糖の発生

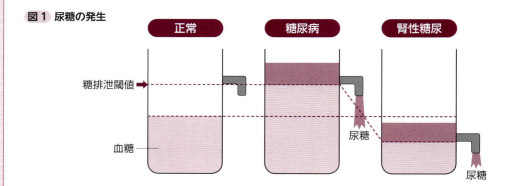

薬剤 これだけはチェック！

高値を示す可能性あり	低値を示す可能性あり
ステロイド 腎尿細管障害を起こす薬剤	アスコルビン酸（ビタミンC） L-ドーパ

132

尿糖

リハ視点での解釈

尿糖が陽性となる疾患で最も有名なのが糖尿病です。そのため，糖尿病のスクリーニング検査として実施されることが多いです。また，腎性糖尿でも尿糖が陽性になりますが，糖尿病ではないので，尿糖単独の異常では病的な意義が少ないです。ほかの検査も併せて確認しましょう。

Dr's コメント
尿糖は血糖値とあわせて評価します。早朝空腹時尿に糖が出たら糖尿病を疑います。

✓ 血糖値，HbA1cの値を確認してください。
✓ 糖尿病の随伴症状（口渇，多飲，多食，浮腫，体重減少，全身倦怠感など）が出現していないか確認することが重要です。
✓ 尿糖が陽性で，血糖値が正常の場合，グルコースの再吸収過程（腎臓）に何らかの異常が疑われます。腎機能の確認が必要となります。

検査値活用術　リハへの活かし方

禁忌ですよ！　パニック値 10.0 g/dL以上

- 糖尿病のコントロール状態が悪い状態で，尿ケトン体陽性の場合や進行性の網膜症，腎症，自律神経障害の合併症，発熱を伴う急性感染症の存在下では，リハは禁忌となります。
- 糖尿病の合併症が出現していないか確認してください。
- 糖尿病の場合，運動の継続率が低くなりやすいため，カレンダーに記録させるなど，運動アドヒアランスが高まるような指導を行っていくことが大切です。加えて，リハ職だけでなく，他職種，家族を含め，情報を共有し，運動を継続させることができる環境を整える工夫が重要です。
- 運動療法を禁止，あるいは制限したほうがよい場合もあるため，その際は医師に確認しましょう（図2）。

図2 糖尿病の症状

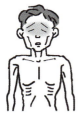
糖尿病の代謝コントロールが悪い（目安として，空腹時血糖 250mg/dL 以上または尿ケトン中等度以上陽性）

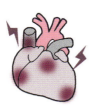
重篤な心肺機能の障害がある

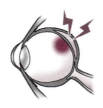
増殖性網膜症による新鮮な眼底出血がある

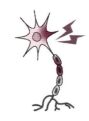
高度の糖尿病自律神経障害がある

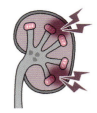
腎不全がある（血清 Cr：男性 2.5mg/dL 以上，女性 2.0mg/dL 以上）

HbA1c：hemoglobin A1c

第9章 | 腫瘍マーカーの検査データを読み解きリハに活かす

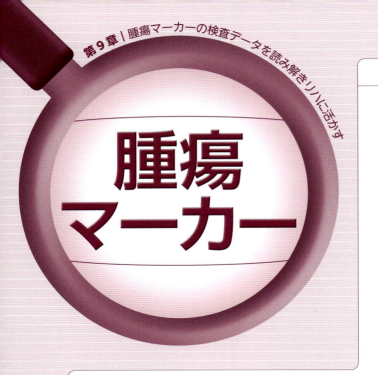

腫瘍マーカー

腫瘍マーカーとは

腫瘍マーカーとはがんによって正常時よりも多く産生される物質のことです。がんに伴い増加するため、特定のマーカーに着目することで、体内にがん細胞の存在を疑います。腫瘍マーカーは以下の4つに分類されています。

①**がん関連抗原**：がん細胞の遺伝子異常や代謝の変化などによりつくり出される物質です。
②**がん胎児性抗原**：本来は胎児期のみに存在していますが、細胞のがん化により、再び産生されるようになる物質です。
③**酵素**：細胞のがん化により、本来の酵素とは異なる酵素が出現します。
④**ホルモン**：がんによりホルモンが変化します。ホルモン産生臓器にがん細胞ができる場合と、元来はホルモンを産生しない臓器にがん細胞ができる場合があります。

図1 腫瘍マーカーと各臓器のがん

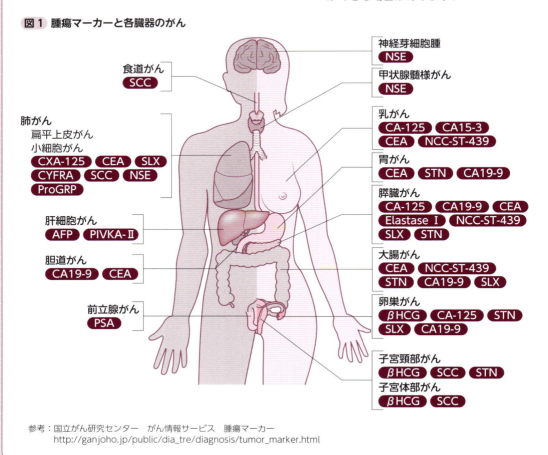

参考：国立がん研究センター　がん情報サービス　腫瘍マーカー
http://ganjoho.jp/public/dia_tre/diagnosis/tumor_marker.html

腫瘍マーカーはがん細胞が存在しなくても上昇する場合や，がんが存在していても上昇しない場合があります。従って，1つの腫瘍マーカー値だけでがんの状態を把握できませんので，複数のマーカーを組み合わせたり，画像診断や病理診断などさまざまな検査と組み合わせたりして解釈する必要があります（図1，表1）。

表1　腫瘍マーカーの特異性

	基準値	肺がん	乳がん	食道がん	胃がん	大腸がん	肝臓がん	胆道がん	膵臓がん	前立腺がん	卵巣がん	子宮がん
CEA		○	○	○	○	○	○	○	○		○	○
CA19-9		○	○	○	○	○	○	◎	◎	○	○	
AFP							◎				○	
PIVKA-Ⅱ							◎					
CA15-3			◎								○	
SCC		◎		◎								◎
CA72-4			○		○							
CA125		○	○		○	○			○		◎	○
CA130		○					○	○			○	
CYFRA		○		○								○
DUPAN-2							○	○	○			
NSE		○										
Pro-GRP		○										
PSA										◎		
SLX		◎						○			○	
SPan-1							○	○	○			
STN				○				○	○		○	
P53抗体			○	○		○						

がんリハの中止基準

1. 血液所見：Hb 7.5 g/dL以下，PLT 20,000/μL以下，WBC 3,000/μL以下
2. 骨皮質の50％以上の浸潤，骨中心部に向かう骨びらん，大腿骨の3 cm以上の病変などを有する長管骨の転移所見
3. 有腔内臓，血管，脊髄の圧迫
4. 疼痛，呼吸困難，運動制限を伴う胸膜，心囊，腹膜，後腹膜への滲出液貯留
5. 中枢神経系の機能低下，意識障害，頭蓋内圧亢進
6. 低・高K血症，低Na血症，低・高Ca血症
7. 起立性低血圧，160/100 mmHg以上の高血圧
8. 110/分以上の頻脈，心室性不整脈
9. 38.3℃以上の発熱

がんに対するリハの留意点

　がんは発症した部位（臓器）の機能低下を引き起こし，さまざまな病態を引き起こします．さらにがん自体による身体の機能低下（表2, 3）やがん治療として行われる化学療法（抗がん剤治療）の副作用（図2）や放射線療法による副作用（図3）などにより心身機能が低下します．リハを実施していくなかで何が問題となっているか血液データ，画像，患者の訴え，フィジカルアセスメントから慎重に見極めなければなりません．

表2　がんによって生じやすい身体所見

出血	がん細胞周囲の血管は脆弱のため易出血性を示します．出血が続くと貧血を示します．
血栓	腫瘍による直接圧迫や，悪性腫瘍由来の凝固異常などにより生じます．
易疲労感	貧血や体内のエネルギー源の減少，慢性炎症により易疲労性を示します．
悪液質（カヘキシア）	食欲不振による摂取不足や炎症性サイトカインの増加により体重の減少を示します． ※以下の項目のいずれかが当てはまれば悪液質 1. 過去6カ月間に，5％以上の体重減少 2. BMIが20 kg/m²未満かつ2％以上の体重減少 3. 筋肉減少（サルコペニア）かつ2％以上の体重減少
胸水・腹水	がん性胸膜炎や腹膜播種などによって生じます．呼吸困難感や体動の制限になります．

表3　がんによって生じやすい身体所見

がんの直接的影響	骨転移（骨折） 脳腫瘍に伴う片麻痺，失語症など 脊髄・脊椎腫瘍に伴う四肢麻痺，対麻痺 腫瘍の直接浸潤による神経障害 疼痛
がんの間接的影響	がん性末梢神経炎（運動性・感覚性多発末梢神経炎） 悪性腫瘍随伴症候群（小脳性運動失調，筋炎に伴う筋力低下など）

図2 抗がん剤の副作用

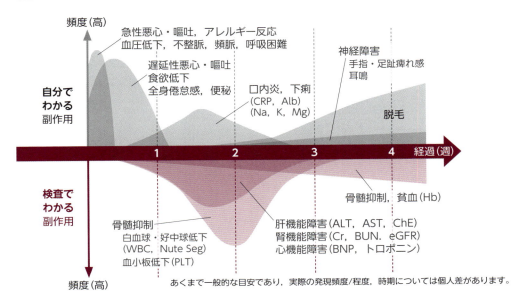

副作用による身体変化は日々変化するため測定されるたびに血液データを確認するようにしましょう。
身体所見から病状が予測される場合は、医師に報告して必要であれば血液検査を実施してもらいましょう。

(国立がん研究センター　がん情報サービス
https://ganjoho.jp/public/dia_tre/attention/chemotherapy/about_chemotherapy.html より引用)

図3 放射線治療の副作用

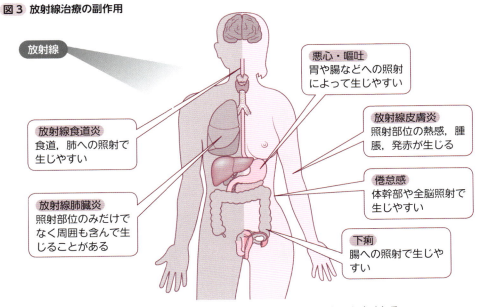

1回15〜30分照射の場合は10回目前後から副作用が生じやすくなる。

参考文献 | 1) 分子マーカー診療ガイドライン2016
2) 野末源一(監), 斉藤嘉禎(著)：読んで上達！病気がわかる検査値ガイド. 金原出版株式会社, 2008.
3) 辻　哲也：がんリハビリテーション最前線. 理学療法学42(4): 352-359, 2015.
4) 日本がんリハビリテーション研究会：がんのリハビリテーションベストプラクティス. 金原出版, 2015.

第9章｜腫瘍マーカーの検査データを読み解きリハに活かす

CEA
がん胎児性抗原
消化器を中心に広範囲のがんを反映

CEA：carcinoembryonic antigen

高値
食道がん，胃がん，肝がん，胆嚢がん，膵臓がん，結腸がん，肺がん，乳がん，卵巣がん，子宮がん
10ng/mL以上でリンパ節や多臓器への転移の可能性があります。

基準値　5.0 ng/mL以下

CEAの役割
さまざまながんの補助診断，転移時の早期発見。

リハ視点での解釈
✓ 消化器からの出血（下血）や栄養状態に関連する状態を確認しましょう。

Dr's コメント
がんの早期発見にはあまり役立ちませんが，がんの進行や予後とは比較的相関するため有用です。

産生のメカニズム
CEAとは胎児の時期に消化器の細胞に存在するタンパク質の一種です。出生後はほとんどが消失しますが，がん細胞の増殖によって増加するため，腫瘍マーカーとして活用されています。さまざまな臓器のがんを反映するため臓器を特定するマーカーとしては弱いですが，がん治療後の経過観察や，転移の早期発見には力を発揮します（図1）。

図1 CEA

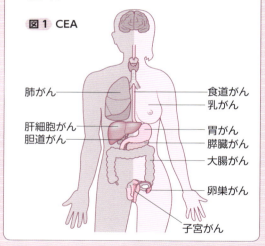

肺がん／肝細胞がん／胆道がん／食道がん／乳がん／胃がん／膵臓がん／大腸がん／卵巣がん／子宮がん

検査値活用術　リハへの活かし方

禁忌ですよ！ 出血に伴いHbが7.5 g/dL以下であればリハ中止です。

がんの転移や再発の可能性を探る必要があります
● 高値の場合，新たにがんが生じている可能性があるため，他の検査値や画像所見などを確認し，担当医師に患者の状態を聞いてください。

この検査もチェック！
さまざまな検査値を網羅的に確認することが重要です。

参考文献｜1) 齊藤光江：腫瘍マーカー検査. Medical Technology, 44(9): 967-974, 2016.

第9章 | 腫瘍マーカーの検査データを読み解きリハに活かす

CEA
CA19-9

糖鎖抗原 19-9
CA19-9

膵臓がん，胆道がんを反映

高値：食道がん，胃がん，肝細胞がん，膵臓がん，胆道がん，大腸がん

基準値 37.0 U/mL以下

CA19-9：carbohydrate antigen 19-9

CA19-9の役割
膵臓がん，胆道がんの補助診断として用います。

リハ視点での解釈
✓ 膵機能や胆道機能の低下が生じていないか確認してください。

この検査もチェック！
- アミラーゼ ➡ p.58
- 血糖値 ➡ p.82
- γ-GTP ➡ p.52
- Bil ➡ p.42
- WBC ➡ p.8
- PLT ➡ p.24
- Hb ➡ p.16
- 電解質 ➡ p.94
- Alb ➡ p.68

産生のメカニズム
CA19-9はモノクローナル抗体NS19-9（がん細胞に特異的に反応する抗体）によって認識される抗原です。血中のCA19-9の濃度を測定することで消化器系の腫瘍，特に膵がんや胆道がんの推測が可能です（図1）。

図1 CA19-9

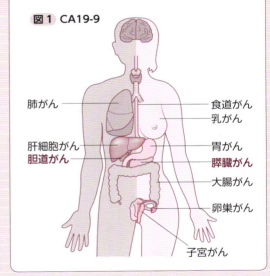

肺がん／食道がん／乳がん／肝細胞がん／胆道がん／胃がん／膵臓がん／大腸がん／卵巣がん／子宮がん

検査値活用術 リハへの活かし方

禁忌ですよ！ 高値を示し，黄疸が出現した場合は，リハを中止して医師に相談しましょう。

膵機能が低下している場合
- インスリンの分泌障害により高血糖になりやすいため，血糖値の評価を行いましょう。
- インスリンの分泌障害によりタンパク合成能も低下するため，筋肉量の評価（体重や四肢周径）をしながら負荷量を調節する必要があります。

胆道機能が低下している場合
- 消化吸収能が低下するため，定期的に栄養状態の評価を行い，負荷量を調整してください。

参考文献 1) 魚住尚史ほか：バイオマーカーとしての糖鎖の可能性；脂質型CAl9・9の膵がんバイオマーカーとしての重要性と産生機序. がん分子標的治療, 14(4): 486-493, 2016.

CASE 9

直腸がんから血球減少を生じた症例

基礎情報：年齢60歳代，男性，身長173 cm，体重62 kg，BMI 20.7 kg/m²
診断名：直腸がん
現病歴：3カ月前に血便を認め，外来受診。精査の結果，直腸がんの診断を受け，1カ月前に直腸切除術を施行。その後，化学療法目的にて入院となる。化学療法中の機能維持を目的に入院翌日よりリハ介入となる。
合併症：なし
投　薬：ゼローダ®（抗がん薬），オキサリプラチン（抗がん薬）
家　族：妻と2人暮らし
ADL：自立
血液生化学検査：表1

表1 検査値とリハ

検査値	リハ介入時（化学療法開始）	20日後	30日後
WBC（×10³/μL）	6.8	3.2 L	6.0
NEUT（%）	40	50.0	48.5
Hb（g/dL）	12.4	8.1 L	10.5 L
PLT（×10⁴/μL）	13.8	2.6 L	10.6 L
TP（g/dL）	6.7	6.7	6.9
Alb（g/dL）	4.3	3.9	3.9
T-Bil（mg/dL）	0.2	0.4	0.3
D-Bil（mg/dL）	0.2	0.2	0.2
ALP（U/L）	205	208	210
γ-GTP（U/L）	39	32	30
AST（U/L）	26	21	22
ALT（U/L）	21	15	16
LDH（U/L）	100	140	138
Na（mEq/L）	147	143	140
K（mEq/L）	4.8	4.2	4.2
CRP（mg/dL）	0.41	0.12	0.05
リハ介入	中等度レジスタンス運動，有酸素運動	内容変更・主治医と相談 低強度運動	積極的な運動再開

※ L：基準値よりも低値

① リハ介入時に注意すること

- すべての項目で基準範囲内であり，特別なリスクはありません．抗がん薬を使用した化学療法中では副作用が高頻度で生じるため(表2)，各種検査値やフィジカルアセスメントを実施します．
- ADLは自立しているため，体力維持目的に中等度のレジスタンス運動と有酸素運動を実施します．
- 入院中は活動量が低下するため，セルフ運動なども指導します．
- 静注での抗がん薬は血管から漏れ，組織損傷をきたす場合があるため，抗がん薬投与中(静注中)はリハ介入を控えましょう．

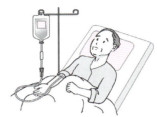

抗がん剤投与中は介入NG

② 20日後のデータから介入方法を考える

- WBC，Hb，PLTの低下を認め，抗がん薬による骨髄抑制が生じた可能性が考えられます．
- WBCの低下により易感染性を示すため，自室を出る場合(リハ時も含む)にはマスクの着用を促し，リハ室では他の感染症を罹患した患者との接触も考えられるため，注意が必要です．
- Hbの低下を認めるため，ふらつきや頻脈，チアノーゼなどの貧血症状に注意が必要です．
- PLTが著明に低下しており，出血リスクが高い状態です．高負荷な運動は避け，低強度で機能維持を目的とした運動を行います．Hbの低下もあるため，離床時にはゆっくりと行うように指導し，転倒させないような配慮がとても重要です．
- 介入時には新たな出血箇所がないか確認し，またカフパンピングなどの血栓予防も指導します．

③ 30日後のデータから負荷量を考える

- WBCは基準内となり，Hb，PLTは低下を認めるものの，改善傾向です．がんリハ中止基準には当てはまらないため，バイタルが安定していれば積極的に運動を行いましょう．

表2 抗がん薬と副作用

悪心・嘔吐	抗がん薬投与早期に生じる場合と遅発的に生じる場合がある．細胞障害性抗がん薬で生じやすいです．
骨髄抑制	好中球や血小板は寿命が短いため，抗がん薬投与後1～3週間は低下しつづけることが多いです．Hbは抗がん薬投与後2週目以降で減少します．
出血傾向	血小板減少に伴い出血傾向を示します．
血栓症	血液凝固系の亢進や血管内皮細胞の障害などに伴い生じます．
手足症候群	四肢末端の皮膚が荒れ，腫脹や疼痛を伴う場合があります．
末梢神経障害	神経細胞もしくは軸索が影響を受けて生じます．休薬後も継続することがあります．
アレルギー反応	投与後すぐに起きるアナフィラキシーや投与後数時間の経過後に生じるインフェージョンリアクションがある．
口内炎	免疫力低下に伴いウイルスやカビなどにより発症します．口内炎によって食事量が低下するおそれがあるため，体重管理が必要です．
脱毛	毛根細胞が抗がん薬の影響を受けて生じます．抗がん薬休止によって発毛します．

| 参考文献 1) 辻 哲也(編): がんのリハビリテーションマニュアル: 周術期から緩和ケアまで. 医学書院, 2011.
2) 日本がんリハビリテーション研究会: がんリハビリテーションベストプラクティス. 金原出版, 2015.

第9章｜腫瘍マーカーの検査データを読み解きリハに活かす

α-胎児型タンパク
AFP
肝細胞がんを反映

AFP：α-fetoprotein

高値　肝細胞がん
3,000ng/mL以上では95％，200ng/mL以上では75％の確率で原発性細胞がんが疑われます。

基準値　10.0 ng/mL以下

産生のメカニズム

　AFPは胎児肝臓や卵黄嚢で生産されるタンパク質の一種です。出生後はほとんどが消失し，成人ではごく微量しか確認されませんが，肝細胞がんによって上昇します。そのため，肝細胞がんのマーカーとして活用されています（図1）。

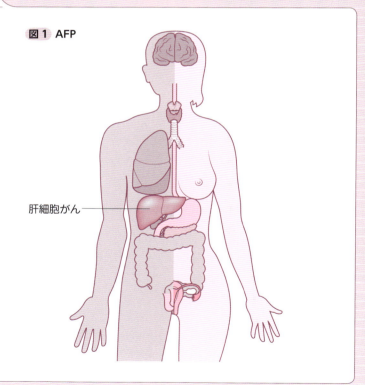

図1 AFP

肝細胞がん

AFPの役割

　肝細胞がんの補助診断，肝細胞がんの治療効果や予後予測として用います。

リハ視点での解釈

✓ 肝機能低下の症状が出ていないか確認することが重要です。
　AST，ALT，ChE，Alb，PLTなど他の検査も参考に肝機能を評価しましょう。

検査値活用術　リハへの活かし方

禁忌ですよ！ 肝性脳症による意識低下やPLT 20,000/μL以下を示す場合は，リハ中止です。

肝機能が低下している場合

- 肝機能が低下している場合は表1を参考にリスク管理を行いながらリハを行いましょう
- p.49のchild-pugh分類を参考にしましょう。

表1　肝機能が低下している場合

障害臓器	機能低下	生じる症状	リハ実施において考慮すること
肝臓	肝臓への糖取り込み・放出低下	低血糖	食事の摂取状況 リハ介入の時間帯 リハ中低血糖症状の確認 運動負荷量
	タンパク合成低下	筋タンパク異化	運動負荷量
	アンモニア増加	意識消失	意識状態 バイタル変動 振戦
	血液凝固能低下	出血傾向	外傷や転倒 点滴部位の保護
	Alb低下	血管内脱水	起立性低血圧 浮腫

この検査もチェック！

AST・ALT → p.44　　電解質 → p.94
ChE → p.46　　　　　Alb → p.68
WBC → p.8　　　　　Bil → p.42
PLT → p.24　　　　　PT → p.26
Hb → p.16

| 参考文献 |
1) 日本肝臓学会（編）：科学的根拠に基づく肝癌診療ガイドライン2013年度版. 2013.
2) Tateishi R, et al: Diagnostic accuracy of tumor markers for hepatocellular carcinoma: a systematic review. Hepatol Int, 2(1): 17-30, 2008.

第9章｜腫瘍マーカーの検査データを読み解きリハに活かす

ビタミンK依存性凝固因子前駆体
PIVKA-Ⅱ
肝細胞がんを反映

肝細胞がん，肝硬変，ビタミンK欠乏
高値

基準値　40.0 mAU/mL未満

産生のメカニズム

PIVKA-Ⅱはビタミン K 欠乏時に肝細胞で生成される異常プロトロンビンです。肝細胞がんの補助診断として用いられます。

PIVKA-Ⅱ（ピブカツー）：Protein Induced by Vitamin K Absence or Antagonist-Ⅱ

PIVKA-Ⅱの役割

AFPとの関連はなく同時に測定されることが多いため，2つの数値を見ることで肝細胞がんの見極めがしやすくなります（図1）。

リハ視点での解釈

✓ 肝機能の低下による症状が出ていないか確認することが大切です。

Dr'sコメント
AFP陰性の肝がん患者の診断に役立ちます。

図1　PIVKA-Ⅱ

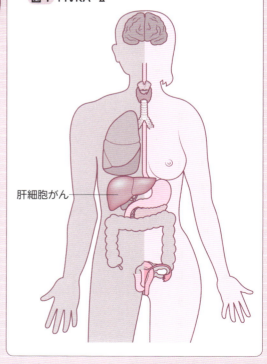

肝細胞がん

検査値活用術　リハへの活かし方

AFPと同様です（p142参照）。

禁忌ですよ！
肝性脳症による意識低下やPLT20,000/μL以下を示す場合はリハ中止です。

この検査もチェック！

AST・ALT ➡ p.44　　電解質 ➡ p.94
ChE ➡ p.46　　　　　Alb ➡ p.68
WBC ➡ p.8　　　　　Bil ➡ p.42
PLT ➡ p.24　　　　　PT ➡ p.26
Hb ➡ p.16

AFP：α-fetoprotein（α-胎児型タンパク）

参考文献 | 1) 日本肝臓学会（編）：科学的根拠に基づく肝癌診療ガイドライン2013年度版. 2013.
2) Tateishi R, et al: Diagnostic accuracy of tumor markers for hepatocellular carcinoma: a systematic review. Hepatol Int, 2(1): 17-30, 2008.

第9章 | 腫瘍マーカーの検査データを読み解きリハに活かす

CYFRA
サイトケラチン19フラグメント
肺がんを反映

CYFRA(シフラ)：cytokeratin 19 fragment

高値：肺がん(扁平上皮がん，肺腺がん，肺小細胞がん)，食道がん，胃がん

基準値 3.5 ng/mL以下
5 ng/mL以上では悪性率が高くなります。

産生のメカニズム

肺がんに特異的なマーカーであり，特に扁平上皮がんに対する特異性が高いです。Stage I，IIの早期のがんでも高い陽性率を示すため，肺がんの早期発見に非常に有用なマーカーです。

CYFRAの役割

肺がん(扁平上皮がん，肺腺がん，肺小細胞がん)の補助診断として用いられます。

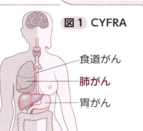

図1 CYFRA
- 食道がん
- 肺がん
- 胃がん

リハ視点での解釈

✓ **呼吸機能の評価を行いましょう。**
- 肺の扁平上皮がんは肺門部に生じやすいため，気道の狭窄などが生じる場合があります。また，咳嗽や呼吸困難感を中心とした呼吸器系の症状や食欲不振，体重減少などの症状も出現します。

✓ **嚥下機能の評価を行ってください。**
- 食道などに腫瘍ができることで食物の通過障害が生じ，嚥下に支障をきたします。また胃の幽門部に腫瘍ができると食物の通過障害が生じ胃膨満状態となり嘔吐などが生じます。

この検査もチェック！
- CO₂ → p.104
- O₂ → p.102
- WBC → p.8
- PLT → p.24
- Hb → p.16
- 電解質 → p.94
- Alb → p.68

Dr'sコメント
喫煙の影響も少ないです。

検査値活用術　リハへの活かし方

禁忌ですよ！ 呼吸困難感が持続する場合は積極的なリハを控え，コンディショニング(呼吸練習・排痰など)を行いましょう。

周術期であれば，手術前からの介入が重要です

- 手術前から介入することで，手術によって生じる合併症の予防につながります。また，術後すぐにリハが始まることを患者に説明すると術後早期からのリハに対して協力を得やすくなります。
- 術後は無気肺予防のために腹式呼吸や最大呼気持続法を実施し，2時間ごとに左右45〜60°の体位変換を実施します。また痰があれば排痰練習を行ってください。
- 合併症やその他の検査値に異常がなく，バイタルも安定している場合は早期に離床を開始して，座位，立位，歩行とADL練習を進めていきます。

ADL：activities of daily living(日常生活動作)

参考文献 | 1) 西﨑祐史(著), 渡邊千登世(著)：ケアに生かす検査値ガイド 第2版. 照林社, 2018.

第9章｜腫瘍マーカーの検査データを読み解きリハに活かす

扁平上皮がん関連抗原 SCC

子宮頸がん，頭頸部がんを反映

高値：子宮頸がん，肺がん，咽頭がん，喉頭がん，食道がん，皮膚がん

基準値 1.5 ng/mL以下
5 ng/mL以上でリンパ節転移の可能性が疑われます。

SCC：squamous cell carcinoma related antigen

産生のメカニズム

扁平上皮がんによって上昇する腫瘍マーカーであり，好発部位である子宮頸部，肺，咽頭，喉頭，食道などのがんマーカーとして活用されています（図1）。

図1 SCC抗原

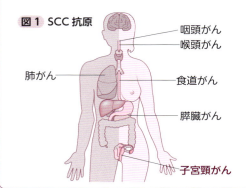

咽頭がん／喉頭がん／肺がん／食道がん／膵臓がん／子宮頸がん

SCCの役割

初期のがんに対しては感度が低いため，がんの早期発見を目的としたスクリーニングには適していませんが，進行性のがんに対しては感度が高く，がんの進行度を把握したり，治療の効果判定を行ったりする際に有用とされています。また，がんの組織型を調べるためにCYFRA21-1，SLX，NSEと併用されることが多いです。

リハ視点での解釈

✓ **子宮頸がんの症状を確認することが重要です。**
- 子宮頸がんは進行すると大量出血をきたす場合があります。また，骨盤痛や背部痛が生じます。腫瘍が大きくなり近位臓器に浸潤すると瘻孔ができ，血尿や血便，腟からの排尿・排便が生じることがあります。

この検査もチェック！
WBC ➡ p.8
PLT ➡ p.24
Hb ➡ p.16
電解質 ➡ p.94
Alb ➡ p.68

検査値活用術　リハへの活かし方

禁忌ですよ！ Hb7.5 g/dL以下，PLT 20,000/μL以下はリハ中止です。出血時はHb基準内でも貧血に注意。

貧血に注意しましょう
- 短時間での出血によるHbの低下は貧血症状を生じやすくさせます。従って，進行して出血量が多いうちにはゆっくりと離床し，ふらつきなどがないことを確認してから起立，歩行と進めてください。また，起立時に多量に出血する場合もあるため，リハ中は常にバイタル管理と表情や意識状態，チアノーゼの有無などをチェックしてリスク管理を行う必要があります。

CYFRA21-1：cytokeratin 19 fragment（サイトケラチン19フラグメント亜分画），SLX：Sialyl Lewisx-i antigen（シアリルLex-i抗原），NSE：neuron-specific enolase（神経特異的エノラーゼ）

|参考文献｜1）日本婦人科腫瘍学会（編）：子宮頸癌治療ガイドライン 2017年版 第3版. 金原出版, 2017.

CA15-3

糖鎖抗原 15-3

婦人科がんを反映

CA15-3 : carbohydrate antigen 15-3

高値
乳がん，子宮体がん，卵巣がん

基準値　27.0 U/mL以下

産生のメカニズム

乳がんによって高値を示す，乳がんの代表的腫瘍マーカーです。転移性乳がんや進行性乳がんでの陽性率が高いため，再発の予知や治療効果の判定に利用されています。

リハ視点での解釈

✓ 乳がんよる身体変化が生じていないか確認しましょう。
- 乳がん単独の症状は少ないですが，摘出術時にリンパ節郭清を行った場合，患肢のしびれや運動障害，浮腫などが生じます。

CA15-3の役割

再発乳がんは，肝臓や骨へ転移するケースが多くみられるため，CEA，NCC-ST-439などと組合せて検査をすることがあります（図1）。

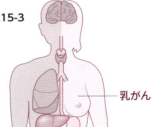

図1　CA15-3

乳がん

Dr's コメント
乳房への臓器特異性が高いです。原発性乳がんより再発性乳がんの早期診断に有用です。

この検査もチェック！
WBC ➡ p.8
PLT ➡ p.24　電解質 ➡ p.94
Hb ➡ p.16　Alb ➡ p.68

検査値活用術　リハへの活かし方

禁忌ですよ！ 骨転移が疑われる場合は必ず医師に相談しましょう。

手術後再発予防に向けたライフスタイルを指導しましょう

● 乳がんは早期に発見，摘出手術を行うことで予後の経過が比較的良いがんです。従って再発予防も重要になります。再発予防には適切な体重コントロールと定期的な運動，野菜や穀物を中心としたバランスのよい食事，禁煙とアルコールの制限が推奨されています。また，再発防止には身体活動を増やすことがほかのライフスタイル因子のなかでも最も効果があり，乳がんの再発を40％低下させたとの報告もあります。身体活動は1週間に150分以上が推奨されていますので，患者の生活に合わせた活動を指導するとよいでしょう。

CEA : carcinoembryonic antigen（がん胎児性抗原）

参考文献
1) 稲治英生ほか：乳癌の腫瘍マーカー. 成人病と生活習慣病, 41(6): 683-685, 2011.
2) 日本がんリハビリテーション研究会：がんのリハビリテーションベストプラクティス. 金原出版, 2015.
3) Lahart IM, et al: Physical activity, risk of death and recurrence in breast cancer survivors: A systematic review and meta-analysis of epidemiological studies. Acta Oncol, 54(5): 635-654, 2015.

第9章｜腫瘍マーカーの検査データを読み解きリハに活かす

糖鎖抗原 125
CA125

卵巣がん，膵がん，子宮体がん など **高値**

基準値　35.0 U/mL 以下

婦人科がんを反映

CA125：carbohydrate antigen 125

産生のメカニズム

CA125をつくり出す能力は，エストロゲンにより亢進するため，月経時や妊娠初期で上昇し，閉経後は低下するといった特徴があります（図1）。

図1　CA125

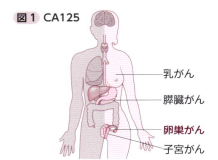

- 乳がん
- 膵臓がん
- 卵巣がん
- 子宮がん

CA125の役割

卵巣がん，膵臓がん，子宮体がんなどで高値となりますが，特に卵巣がんの腫瘍マーカーとしての有用性が高いです。卵巣がんでは約80％，膵臓がんでは50％の陽性率を示します。

リハ視点での解釈

✓ **卵巣がんの症状が出ていないか確認することが重要です。**
- 卵巣がんでは腹痛，腹部膨満感，食欲不振，骨盤痛，頻尿などが生じます。進行すると，腹膜播種による腹水やイレウス，胸水貯留による呼吸困難感が生じます。

この検査もチェック！
- WBC ➡ p.8
- PLT ➡ p.24
- Hb ➡ p.16
- 電解質 ➡ p.94
- Alb ➡ p.68

検査値活用術　リハへの活かし方

禁忌ですよ！ 深部静脈血栓症や頻脈（110 bpm以上）などが出現した場合，リハを中止して医師に相談します。

摘出術を受けた患者に対するリハ

- 卵巣がん摘出後にリンパ節郭清を施行された場合下肢に浮腫をきたしやすいので，弾性包帯（ストッキング）の使用方法の説明や，運動指導，生活指導を行うとよいでしょう。また長時間の座位では下肢の浮腫を助長させてしまうため，定期的な歩行や下肢挙上，セルフマッサージなど，患者の浮腫の状態と生活に合わせた指導を行いましょう。また，血栓予防についても指導しましょう。
- 女性ホルモンの急激な低下が生じ更年期障害のような症状（自律神経失調症状，精神症状）を呈する場合があるため，状態を評価しながらリハを行いましょう。

|参考文献| 1）田畑務：卵巣癌とCA125. 産科と婦人科, 79(6): 761-766, 2012.
2）相良亜木子ほか：リンパ浮腫の問題. JOURNAL OF CLINICAL REHABILITATION, 26(1): 73-77, 2017.

SLX

シアリル Lewis X-i 抗原

肺がん，卵巣がんを反映

SLX：Sialyl Lewis X-i

肺腺がん，卵巣がん，膵臓がん，胆道がん，乳がん　高値

基準値　38.0 U/mL 以下

SLXの役割

がんの診断補助や経過観察，治療効果の判定として用いられています（図1）。

図1 SLX

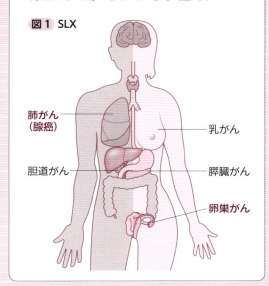

産生のメカニズム

SLXは腺がんに特異的であり，肺腺がんや卵巣がんで上昇します。

リハ視点での解釈

✓ 呼吸機能の評価を行いましょう。
- 肺がんが進行すると呼吸困難感や倦怠感，胸痛，血痰，食欲不振，体重減少などが現れます。

この検査もチェック！

WBC → p.8　　電解質 → p.94
PLT → p.24　　Alb → p.68
Hb → p.16

検査値活用術　リハへの活かし方

禁忌ですよ！ 呼吸困難感が持続する場合は積極的なリハを控え，コンディショニング（呼吸練習・排痰など）を行いましょう。

● 呼吸困難感を有する肺がん患者に対して呼吸法指導やリラクゼーション，心理社会的支援は，呼吸困難感や倦怠感を改善させます。また，術後安定した患者には胸郭・上下肢のストレッチや中等度負荷（予測最大心拍数の50～80%）の有酸素運動，1RMの60%負荷のレジスタンス運動10～15回3セットを組み合わせて行いましょう。

参考文献 | 1) 日本肺癌学会(編)：EBMの手法による肺癌診療ガイドライン2017年版. 悪性胸膜中皮腫・胸腺腫瘍含む. 金原出版, 2017.

CASE ⑩

乳がんから骨転移を生じた症例

基本情報：年齢80歳代，女性，身長165 cm，体重48 kg，BMI 17.6 kg/m²
診断名：異時性両側乳がん
現病歴：4年前に乳房部分切除術施行。3カ月前に左転移性乳がんの診断を受ける。本人および家族の希望より積極的治療をせず，Best Supportive Care（BSC）となる。食事摂取困難および貧血を認め当院受診となる。入院より2日後に自宅退院を目指しリハ処方となる。
合併症：なし
投　薬：酸化マグネシウム（非刺激性下剤），メトクロプラミド（ドーパミン受容体拮抗薬）
家　族：夫と2人暮らし
ADL：移動，排泄，着替え，入浴に軽〜中等度介助必要
血液生化学検査：表1

表1 検査値とリハ

検査値	リハ開始時	20日後（骨転移の疑い）	30日後（体幹コルセット完成）
WBC（×10³/μL）	5.7	13.0 H	11.0 H
ALP（U/L）	406 H	1942 H	1980 H
Hb（g/dL）	8.5 L	10.2 L	11.8 L
PLT（×10⁴/μL）	21	18	17
Ca（mg/dL）	8.0 L	11.3 H	8.9
CEA（ng/mL）	110.5 H	1363.1 H	1350.0 H
CA15-3（U/mL）	300.0 H	300.0 H	300.0 H
CRP（mg/dL）	0.02	6.58	3.2
リハ介入	貧血症状に注意してADL練習開始	離床中止。ベッド上での廃用予防	疼痛を評価しながら慎重に離床開始

※脊椎，骨盤，大腿骨は歩行時に骨折を生じる可能性があるため注意が必要です。

その他の検査：20日後　骨シンチグラフィー　第2-4腰椎高集積

① リハ開始時の注意点

- Hbが基準値よりも低値のため，貧血症状の出現に注意が必要です。
- WBC，Hb，PLTはがんリハ実施基準内であるため，フィジカルアセスメント，バイタル測定を行い，問題なければADL練習を開始します。

② 20日後のデータから介入方法の検討

- CEA，CA15-3などの腫瘍マーカーが高値を示しており，がん転移が予測されます。また，ALPの著明な上昇やCaの上昇を認めることからがんの骨転移の可能性があります。
- 骨転移が疑われる場合には離床によって病的骨折を招くリスクがあるため，ベッド上に留めます。患者へのフィジカルアセスメントから疼痛部位などがないか評価し，画像検査などについて必ず主治医へ相談します。
- 前立腺がんや乳がんなどは骨転移をきたしやすいため，介入中に患者が腰背部痛や下肢痛を訴えた場合には主治医へ相談するようにしましょう。
- 骨転移に対しては薬物療法，放射線療法によって骨硬化を図ります。また，長管骨であればファンクショナルブレース，脊椎であれば体幹装具や頸椎カラーなどを使用して，骨折，脊髄損傷への予防が必要となります。
- 本症例では画像検査から第2-4腰椎への骨転移を認めたため，体幹コルセットが完成するまではベッド上での廃用予防を実施しました。

③ 30日後のデータから介入方法を考える（体幹コルセット完成）

- ALPや腫瘍マーカーは依然として高値を示していますが，骨硬化治療や体幹コルセットが完成したため，段階的に離床を実施します。疼痛の訴えや骨関連事象が疑われる場合は，速やかに主治医へ連絡しましょう。

● 骨転移発生率について

リハを行ううえで，がんの骨転移は骨折のリスクを高め，ADLの制限やQOLの低下を招くため，注意が必要です。以下に骨転移しやすいがん，ならびに転移しやすい部位を示します（**表2，3**）。

表2 リハにおいて骨転移が問題となりやすい原発巣

高頻度	前立腺がん 乳がん 肺がん 腎がん
中等度～低頻度	甲状腺がん 食道がん 胃がん 肝がん 子宮がん 卵巣がん 膀胱がん

表3 骨転移の部位的頻度

部位		頻度（%）
頭蓋骨		0.6
脊椎	頸椎	6.5
	胸椎	12.9
	腰椎	16.4
	仙骨	3.5
胸骨		1.6
肋骨		4.5
肩甲骨		3.6
上腕骨		7.0
骨盤		16.7
大腿骨		18.0
脛骨		2.8

※脊椎，骨盤，大腿骨は歩行時に骨折を生じる可能性があるため注意が必要です。

参考文献 1) 宮越浩一：がん患者のリハビリテーション．メジカルビュー社，2013．
2) 大森まいこ：骨転移患者に対するリハビリテーションプログラム立案のポイント．JOURNAL OF CLINICAL REHABILITATION，25(2): 149-157，2016．

第9章｜腫瘍マーカーの検査データを読み解きリハに活かす

前立腺特異抗原
PSA
前立腺がんを反映

前立腺がん
高値
基準値　4.0 ng/mL以下

PSA：prostate specific antigen

産生のメカニズム

PSAは前立腺特異抗原であり，前立腺ががん化すると上昇します。

PSAの役割

特性が高いマーカーで，前立腺がんの補助診断や治療効果判定に用いられます（図1）。

図1　PSA

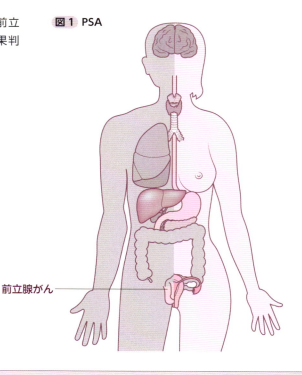

前立腺がん

リハ視点での解釈

✓ **前立腺がんの症状が出ていないか確認する必要があります。**

- 前立腺がんとしての症状はほとんどありませんが，骨転移が多くみられます（75％）。骨シンチグラフィーやPET-CTなどの検査を確認することや，患者の骨に関する疼痛の訴えをしっかり聞くようにしましょう。

Dr's コメント
偽陽性，特に前立腺炎や前立腺がんとの鑑別に注意します。

検査値活用術 リハへの活かし方

禁忌ですよ！ 骨転移が疑われる場合は必ず医師に相談しましょう。

骨転移をしている場合の対処

● 骨転移をしていた場合，ALPの上昇を認めるため，患者の疼痛と併せて確認するとよいでしょう。転移場所が同定できたら，病的骨折を避けるための基本動作・ADL動作の練習をしてください。長管骨や骨盤であれば，松葉杖や歩行器などの免荷歩行を行い，脊椎であればコルセットを着用しましょう。強制的な安静臥床や，病的骨折のリスクのある患者に免荷せずリハを行うことがないように，医師や看護師と協力してリハを行うように意識してください。

この検査もチェック！

ALP ➡ p.78	Hb ➡ p.16
WBC ➡ p.8	電解質 ➡ p.94
PLT ➡ p.24	Alb ➡ p.68

ALP：alkaline phosphatase（アルカリフォスファターゼ），ADL：activities of daily living（日常生活動作）

参考文献 1) 森脇昭介ほか：癌の骨(髄)転移の病理形態と問題点. 病理と臨床, 17: 28-34, 1999.
2) 日本がんリハビリテーション研究会：がんのリハビリテーションベストプラクティス. 金原出版, 2015.

第10章 | 免疫系の検査データを読み解きリハに活かす

免疫グロブリン Ig

感染症，アレルギー疾患，腫瘍を反映

Ig：immunoglobulin

高値

- **IgG**：慢性肝障害，自己免疫疾患，悪性腫瘍，慢性感染症，IgG型多発性骨髄腫
- **IgA**：慢性肝障害，自己免疫疾患，悪性腫瘍，慢性感染症，IgA腎症，IgA型多発性骨髄腫
- **IgM**：急性肝炎，感染症初期，自己免疫疾患，マクログロブリン血症
- **IgD**：結核，Hansen病，IgD型多発性骨髄腫
- **IgE**：気管支喘息，アトピー性皮膚炎，アレルギー性鼻炎

基準値

- IgG：861～1,747 mg/dL
- IgA：93～393 mg/dL
- IgM：男性33～183 mg/dL 女性50～269 mg/dL
- IgD：13.0 mg/dL以下
- IgE：250 IU/mL以下

低値

- **IgG**：原発性免疫不全症候群，低γグロブリン血症，ネフローゼ症候群，AIDS
- **IgA**：原発性免疫不全症候群，IgA単独欠損症，ネフローゼ症候群，悪性リンパ腫
- **IgM**：原発性免疫不全症候群，IgM欠損症
- **IgD**：免疫不全症
- **IgE**：サルコイドーシス，原発性免疫不全症候群

産生のメカニズム

Igとは抗原（ウイルスや細菌）を認識し結合する抗体のことです。1つのB細胞から1つの抗体が産生されます（図1）。

図1 抗体産生のメカニズム

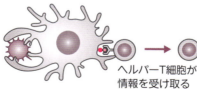
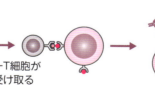
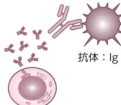

抗原（細菌やウイルス） → マクロファージによる抗原の取り込み → ヘルパーT細胞が情報を受け取る → B細胞が抗原情報を受け取る → プラズマ細胞から抗体が産生される → 抗体：Ig

Igの役割

Igが抗原と結合することで，白血球やマクロファージが貪食対象を認識することから，感染防御機構として重要な役割を担っています。

AIDS：acquired immune deficiency syndrome（後天性免疫不全症候群）

リハ視点での解釈

高値　✓ 多発性骨髄腫の症状が出ていないか確認してください（表1）。

> **Dr'sコメント**
> 多発性骨髄腫に特異的なBence Jonesタンパクは有名です。

表1　多発性骨髄腫の症状

造血抑制症状（RBC, Hb, PLT低下）	動悸，息切れ，発熱，出血傾向
骨破壊・骨折	動作に伴う病的骨折：脊椎椎体骨折 骨折に伴う脊髄圧迫症状：四肢麻痺，排尿・排便症状
腎障害	尿量低下，浮腫，倦怠感
感染症症状	肺炎，尿路感染
高Ca血症	口渇，イライラ，意識障害

低値　✓ 免疫不全に配慮した介入を行う必要があります。
・免疫グロブリンは抗体であるため，減少によって細菌やウイルスへの抵抗力が弱まり，易感染性を示します。

検査値活用術　リハへの活かし方

> **禁忌ですよ！**
> 感染増悪期で体温が38℃以上の場合はリハ中止です。

多発性骨髄腫のリスク管理
- 造血抑制症状があるため，HbやPLTを参考（p16, 24）にリスク管理をしながら負荷量を調節し，可能な限り廃用予防に努めてください。
- 骨折のリスクがあるため，患者の疼痛の訴えを傾聴し，骨折が疑われる場合は医師に報告する必要があります。また，神経症状が出現する場合もあるため，筋力，感覚，協調性などは必ずチェックしましょう。

易感染性への対処方法
- 易感染性が認められる場合はガウンや手袋，マスクの装着を徹底し，介入前には必ず手洗い，うがい，手指消毒をして自らが感染源とならないように注意することが大切です。
- 高強度の運動は一時的に免疫低下を引き起こすため，過度な負荷は避け，身体機能の維持を目的に中等度負荷を上限として介入してください。
- クリーンルームによる隔離の場合は生活範囲が限定されるため，ベッドサイドでも行える四肢体幹運動や，認知課題などにより心身の廃用予防を目的とした介入を行いましょう。

この検査もチェック！

CRP ➡ p.60	Cr ➡ p.36	Ca ➡ p.98
Hb ➡ p.16	BUN ➡ p.34	TP ➡ p.66
PLT ➡ p.24	Na ➡ p.94	Alb ➡ p.68
WBC ➡ p.8	K ➡ p.96	A/G

薬剤これだけはチェック！
低値を示す可能性あり
免疫抑制薬
抗がん薬

RBC：red blood cell（赤血球），Hb：hemoglobin（ヘモグロビン），PLT：platelet（血小板），Ca：calcium（カルシウム）

参考文献 1）河合　忠（監）：異常値の出るメカニズム 第7版. 医学書院, 2018.
2）西崎祐史（著），渡邊千登世（著）：ケアに生かす検査値ガイド 第2版. 照林社, 2018.

第10章 | 免疫系の検査データを読み解きリハに活かす

リウマトイド因子 RF
マトリックスメタロプロテアーゼ-3 MMP-3
関節リウマチを反映

高値
- 関節リウマチ（RA）
- 全身性エリテマトーデス（SLE）
- Sjögren症候群

基準値
RF
　定性：陰性（－）
　定量：20 IU/mL未満
MMP-3
　男性：36.9～121.0 ng/mL
　女性：17.3～59.7 ng/mL

RF：rheumatoid factor　MMP-3：matrix metalloproteinase-3

産生のメカニズム・役割

　RFはIgGに対する自己抗体を測定しており，MMP-3は滑膜から分泌される酵素を測定しています。MMP-3は関節リウマチの早期から上昇し，関節軟骨破壊にかかわる重要なタンパク分解酵素であることから関節破壊の程度や関節機能の予後を予測するマーカーとして活用されています（図1）。

図1 MMP-3産生メカニズム

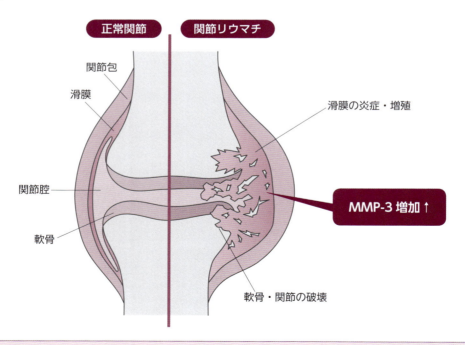

RA：rheumatoid arthritis（関節リウマチ），SLE：systemic lupus erythematosus（全身性エリテマトーデス），
IgG：immunoglobulin G（免疫グロブリンG）

リハ視点での解釈

高値

✓ **関節リウマチの症状が出ていないか確認する必要があります。**
・各関節の熱感，腫脹，痛みが生じていないか評価しましょう。

✓ **慢性炎症による症状が出ていないか確認してください。**
・貧血や出血傾向，動脈硬化，うつなどが生じていないか評価してください。

> **Dr's コメント**
> リウマチ因子は関節リウマチのみならず膠原病およびその関連疾患でも陽性となるため，他の検査と組み合わせて判断します。

検査値活用術　リハへの活かし方

禁忌ですよ！ 高値を示し，疼痛が強い場合は強制的な関節運動を避けましょう。

MMP-3が高値を示す場合

- 関節破壊が進行する可能性が高いため，画像所見や関節の状態を丁寧に評価し愛護的に関節可動域練習をするようにしましょう。
- 関節に炎症所見（CRP・赤沈高値，関節の熱感・腫脹・疼痛）がみられる場合は関節破壊の助長やタンパク異化が生じる可能性があるため，運動の負荷量は低めに設定する必要があります。
- 筋力強化の運動には関節破壊を避けるために等尺性運動が推奨されます。ボールなどを用いることで小さな関節への負担も減らすことができます。
- 検査値が正常範囲になり寛解期となったら関節機能の評価を行い，積極的なリハを行うようにしてください。
※小さい関節（手指など）では関節破壊が生じていたとしてもMMP-3が高値を示さない場合があるため，患者の訴えにしっかりと耳を傾けることや，セラピストの手で患者の関節を評価する必要があります。
- 日本人の関節リウマチ患者の6.7％に間質性肺炎（IP）が合併するという報告があります。IPによって呼吸機能の低下を認める場合は，呼吸リハを実施します。状態に合わせて，コンディショニングかレジスタンストレーニング，有酸素運動，ADL練習を行います。呼吸困難感が強い人は低強度から行い，運動の必要性を患者に理解してもらいましょう。
- IPに用いられる検査値，KL-6：基準値500 U/mL以下，特発性肺線維症では1,000 U/mL以上で予後不良といわれています。

この検査もチェック！

CRP ➡ p.60
PLT ➡ p.24
Hb ➡ p.16
抗CCP抗体（RFよりも関節リウマチの感度・特異度に優れる）

CRP：C-reactive protein（C反応性タンパク）

参考文献
1) Mamehara A, et al: Serum matrix metalloproteinase-3 as predictor of joint destruction in rheumatoid arthritis, treated with nonbiological disease modifying anti-rheumatic drugs. Kobe J Med Sci, 56: E98-107, 2010.
2) 上村裕子ほか：関節リウマチの活動性把握における血清MMP-3測定の有用性. 臨床病理, 63: 1357-1364, 2015.
3) Housenlan M, et al: Baseline serulTI MMP-3 levels in patients with Rheumatoid Arthritis are still independently predictive of radiographic progression in a longitudinal observational cohort at 8 years follow up. Arthritis Res, 4 : R30, 2012.
4) Mori S, et al: Different risk factors between interstitial lung disease and airway disease in rheumatoid arthritis. Respir Med 106: 1591-1599, 2012.
5) Wakamatsu K, et al: Prognostic value of serial serum KL-6 measurements in patients with idiopathic pulmonary fibrosis. Respir Investig, 55(1): 16-23, 2017.

抗核抗体 ANA

自己免疫疾患を反映

高値
強陽性: SLE, Sjögren 症候群, 強皮症
陽性: 強陽性の疾患, 皮膚筋炎, 重症筋無力症, 橋本病, RA

基準値　40倍未満

ANA: anti-nuclear antibody

産生のメカニズム

ANAは，細胞核成分と反応する自己抗体の総称です。自己抗体とは自分の細胞を異物と判断し，攻撃してしまう抗体のことを指しており，自己抗体によって身体に異常をきたす疾患を自己免疫疾患とよびます（図1）。

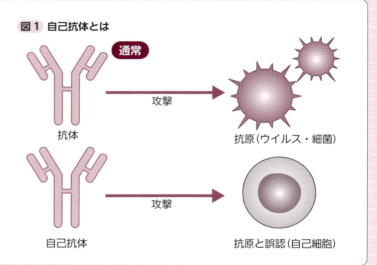

図1　自己抗体とは

ANAの役割

ANAは自己免疫疾患の一次スクリーニング法として最も汎用される検査法です。

薬剤 これだけはチェック！
副作用に注意する薬剤
糖質コルチコイド，免疫抑制薬

| 補足 | 膠原病：全身臓器を侵す自己免疫疾患
ループス腎炎：SLEに合併する腎炎のすべてを指します。SLE患者のなかでも腎障害は約40～75％に認められます。
レイノー現象：寒冷刺激や精神的な緊張によって手足の指などの末梢の小動脈が急激に収縮し，血液の流れが悪くなることで，皮膚の色調が蒼白→暗紫→発赤と3段階に変化する現象。
強皮症腎クリーゼ：高レニン，高アンジオテンシンⅡ血症を示し，それらのホルモンの作用により血管内腔の狭小化と高血圧症が急速に進行し，最終的に腎不全をきたした状態。

リハ視点での解釈

✓ **疑われる疾患の症状が出ていないか確認しましょう。**

- 膠原病の確定診断は難しく，さまざまな検査が行われます（表1）。また，さまざまな症状が複合的に生じる場合もあるため，リハスタッフもフィジカルアセスメントを丁寧に行い，患者の身体にどのような症状が生じているのか注意深く評価する必要があります。

表1 膠原病マーカー（臨床検査ガイドライン 2005/2006 より引用）

検査項目＼疾患	抗核抗体（ANA）	抗dDNA抗体	抗Sm抗体	抗U1RNP抗体	抗SSA/SSB抗体	抗Scl70抗体	抗セントロメア抗体	抗jo1抗体	抗好中球細胞質抗体	抗カルジオリピン抗体	抗β2GPI抗体	IgM RF	CH50	免疫複合体	細胞免疫（PPD反応）
関節リウマチ					△							◎	○	○	
全身性エリテマトーデス	◎	◎	○	△						○	△	△	◎	○	
全身性硬化症	◎			○		◎	◎			△	△				
多発性筋炎／皮膚筋炎	◎			△	△			○		△					
混合性結合組織病	◎			◎											
原発性シェーグレン症候群	◎	△	△		○			△				△			
抗リン脂質抗体症候群	◎									◎	◎				
血管炎症候群									◎				◎	◎	

検査値活用術：リハへの活かし方

禁忌ですよ！ 増悪期は積極的なリハを避け，二次的合併症の予防に努めます。

身体所見の確認事項

SLE所見
- 症状：発熱，全身倦怠感，易疲労性，食欲不振，多発関節炎，リンパ節腫脹，顔面紅斑，心膜炎もしくは胸膜炎，間質性肺炎，ループス腎炎，白血球減少（4,000/μL以下）

強皮症所見
- 症状：レイノー現象，皮膚硬化，逆流性食道炎，強皮症腎クリーゼ，肺線維症（拘束性換気障害（%VC80%以下）），肺拡散能力低下（%DLco70%以下），食道蠕動低下または拡張

多発性筋炎所見
- 症状：倦怠感，疲労感，食欲不振，筋力低下（近位筋の筋力低下が生じ徐々に遠位の筋力が低下する），筋痛，CK上昇，間質性肺炎，心筋炎

リハ
- 膠原病はさまざまな症状を呈するため，介入前・中・後のバイタルサインのチェックとフィジカルアセスメントが重要です。増悪期では二次的合併症の予防を優先し，全身管理や廃用予防を実施しましょう。病状が安定期に入ったら，ADL練習や軽度のレジスタンス運動と有酸素運動を実施し，本人の状態に合わせて中等度まで強度を上げていってください。
- SLEは動脈硬化を伴う心疾患を併発するリスクが高いため在宅復帰後も継続的な運動が必要です。退院時には患者と相談して自宅での運動計画を立てましょう。

%VC：% vital capacity（%肺活量），%DLco：% carbon monoxide diffusing capacity of the lung（標準化一酸化炭素肺拡散能力），CK：creatine kinase（クレアチンキナーゼ），ADL：activities of daily living（日常生活動作）

参考文献
1) 舟久保ゆう：全身性エリテマトーデス・抗リン脂質抗体症候群. 炎症と免疫, 25(3): 210-215, 2017.
2) Bartels CM, et al: Mortality and cardiovascular burden of systemic lupus erythematosus in a US population-based cohort. 41: 680-687, 2014.
3) Urowitz MB et al: Cardiovascular events prior to or early after diagnosis of systemic lupus erythematosus in the systemic lupus international collaborating clinics cohort. Lulus Sci Med, 3: eOOO143, 2016.

β₂-ミクログロブリン
β₂-MG
尿中β₂-MG

間質性腎炎，尿細管障害，腎不全を反映

血中のみ高値
ネフローゼ症候群，慢性糸球体腎炎，ウイルス感染

尿中のみ高値
尿細管障害，妊娠，運動後

血中尿中ともに高値
腎不全（急性・慢性），尿毒症，悪性腫瘍

基準値
血中：1.0～1.9 mg/L
尿中：250 μg/L以下

β₂-MG：β₂-microglobulin

産生のメカニズム

β₂-MGは全身の有核細胞に存在する低分子のタンパク質で，通常では腎糸球体を通過し，近位尿細管で99％再吸収され分解されます。腎不全などで糸球体濾過能力が低下すると血中のβ₂-MGは増加し，近位尿細管に障害が生じ，再吸収能が低下すると尿中β₂-MGは上昇します。β₂-MGはアミロイドの原因となるタンパク質です。透析などで持続的な高値を示す場合は骨や関節などにアミロイドが蓄積し手根管症候群や多関節痛を生じさせるため注意が必要です（図1，2）。

図1　β₂-MG

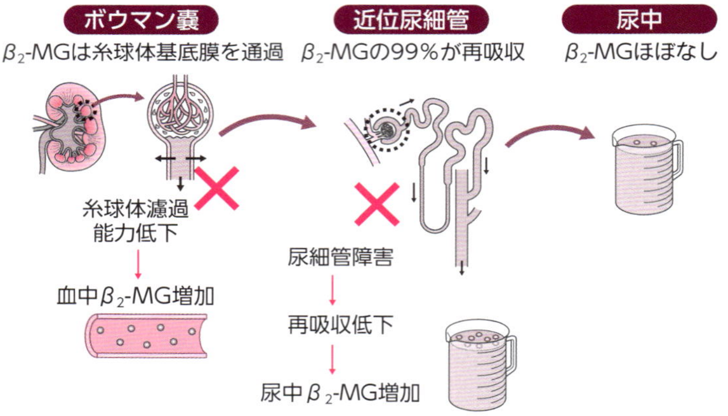

ボウマン嚢：β₂-MGは糸球体基底膜を通過
近位尿細管：β₂-MGの99％が再吸収
尿中：β₂-MGほぼなし

糸球体濾過能力低下 → 血中β₂-MG増加
尿細管障害 → 再吸収低下 → 尿中β₂-MG増加

図2　アミロイド沈着による手根管症候群

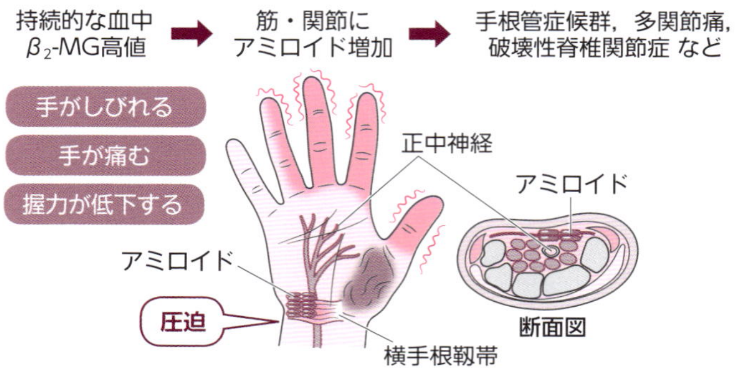

持続的な血中β₂-MG高値 → 筋・関節にアミロイド増加 → 手根管症候群，多関節痛，破壊性脊椎関節症 など

- 手がしびれる
- 手が痛む
- 握力が低下する

正中神経，アミロイド，圧迫，横手根靱帯，断面図

β_2-MG

リハ視点での解釈

 高値

- ✓ 腎機能低下の症状（貧血，浮腫，心不全など）が生じていないか確認してください。
- ✓ 透析者であれば四肢脊椎関節に透析アミロイドーシスによる症状が出ていないか確認しましょう。

Dr's コメント
血中β_2-MGは糸球体の濾過機能の指標として，尿中β_2-MGは主に尿細管の機能の指標として用います。

検査値活用術 リハへの活かし方

禁忌ですよ！ 高値を示し，急激な体重の増加，下肢浮腫が出現した場合は注意が必要です。

- 腎機能の症状に合わせたリハを行うように気を付けてください。
  → p.34参照

透析アミロイドーシスについて

● 透析アミロイドーシスは透析歴が18年以上になると，およそ70～100％の人に観察されるといわれています。主な症状を表1に示します。

表1 透析アミロイド症の診断基準

臨床的所見		
主要症状		
①多関節痛	肩関節痛，手関節痛，股関節痛，膝関節痛など	
②手根管症候群	正中神経圧迫症状	
③弾発指	狭窄性腱鞘炎のための指関節屈筋運動障害	
④透析脊椎症	破壊性脊椎関節症	・頸椎と腰椎に好発する。 ・骨単純Ｘ線上椎間狭小化と骨破壊像がみられる。 ・椎体骨の骨棘形成反応は弱いか認められない。
	脊柱管狭窄症	アミロイド沈着による脊柱管狭窄症状の出現
⑤骨嚢胞	骨単純Ｘ線嚢胞状透亮像，手根骨など	
副症状		
⑥骨折	大腿骨頸部骨折が多い	
⑦虚血性腸炎	腹痛，下痢，下血	
⑧その他	amyloidoma（皮下腫瘤），尿路結石	

● 透析を行っている方に対しては各関節の動きや，疼痛などを細かく聴取するとよいでしょう。また，患者の生活場面を想起してもらい，身体の影響で生活に支障が出ていないかの確認が必要です。
● 関節痛やしびれを確認しながら，可能な範囲で関節可動域運動を行います。また，筋力低下も生じやすいので，疼痛の範囲内で行える運動を指導しましょう。
● ADLに支障が出ている場合には機能回復と合わせて現在の機能でも生活がスムーズに行えるように自宅の環境設定や自助具などを用いて，その人の機能に合わせた設定を行いましょう。

この検査もチェック！
尿量 → p.126　　BUN → p.34　　CRP → p.60
Cr → p.36　　eGFR → p.38

ADL：activities of daily living（日常生活動作）

参考文献 ｜ 1）アミロイドーシス診療ガイドライン 2010

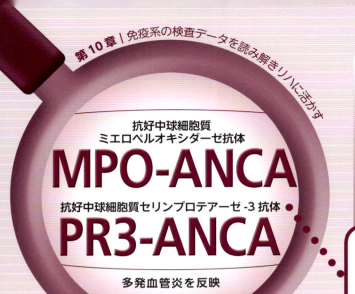

抗好中球細胞質ミエロペルオキシダーゼ抗体
MPO-ANCA
抗好中球細胞質セリンプロテアーゼ-3抗体
PR3-ANCA
多発血管炎を反映

ANCA関連血管炎
以下によって疾患が異なります

MPO-ANCA（P-ANCA）
顕微鏡的多発動脈炎（MPA）

PR3-ANCA（C-ANCA）
多発血管炎性肉芽腫症（Wegener肉芽腫症）

高値

基準値
MPO-ANCA：3.5 U/mL未満
PR3-ANCA：2.0 IU/mL未満

MPO-ANCA：myeloperoxidase-anti-neutrophil cytoplasmic antibody
PR3-ANCA：serine proteinase-3-anti-neutrophil cytoplasmic antibody

産生のメカニズム・役割

　ANCA（抗好中球細胞質抗体）は好中球の細胞質に存在する成分を抗原とする自己抗体で，MPO-ANCA（P-ANCA）とPR3-ANCA（C-ANCA）とに分けられます。MPO-ANCAは好中球細胞質内のミエロペルオキシダーゼに対する自己抗体であり，PR3-ANCAは好中球細胞質内のセリンプロテアーゼ-3に対する自己抗体です。

　それぞれMPO-ANCAは壊死性血管炎などの血管炎を基礎とする疾患で高値を示し，PR3-ANCAはWegener肉芽腫症で特異的に高値を示します（図1）。

図1　ANCA関連血管炎で生じる症状

顕微鏡的多発血管炎
- 肺症状
  ・肺胞出血（喀血）
  ・間質性肺炎
- その他の症状
  ・消化器症状（消化管出血，腹痛）
  ・皮膚症状〔紫斑（下腿に多い）〕
  ・神経症状（多発性単神経炎）
- 腎病変
  症状
  ・顕微鏡的血尿（ときに肉眼的血尿）
  ・タンパク尿
  病理所見
  ・半月体形成性糸球体腎炎（pauci-immune型）

多発血管炎性肉芽腫症
- 上気道症状
  眼：眼球突出　結膜炎
  耳：中耳炎
  鼻：慢性副鼻腔炎　鞍鼻
  口腔・咽頭：潰瘍
- 肺症状
  ・咳嗽
  ・血痰
  ・呼吸困難
- 全身性血管炎によるその他の症状
  ・発熱
  ・体重減少
  ・紫斑
  ・関節痛，筋肉痛

MPA：microscopic polyarteritis（顕微鏡的多発動脈炎）

リハ視点での解釈

✓ 腎機能が低下していないか確認してください。

- ANCAは小さな血管に炎症を起こし，腎臓の糸球体にも炎症を起こします。ANCAによる腎炎のなかには急速進行性糸球体腎炎とよばれる病態があり，血尿やタンパク尿が出現し，数日～数週間の間に急速に腎機能が低下して腎不全になってしまう予後の悪い疾患を合併することがあります。

Dr's コメント：血管炎においては，疾患活動性や治療反応性のよい指標になります。

検査値活用術　リハへの活かし方

禁忌ですよ！：高値を示し，急激な体重の増加，下肢浮腫が出現した場合は注意が必要です。

腎機能の状態を確認しながら負荷を検討しましょう

- 急激に腎機能が低下する可能性があるため，心機能が低下している人は循環血液量の増加に伴う心不全に注意が必要です。また倦怠感や浮腫が高頻度でみられ，全身炎症や腎性による貧血，尿毒症による意識低下を生じる可能性があるため，介入前のアセスメントを慎重に行ってからの離床を心がけてください。
- 腎機能が低下している段階ではADL維持程度(2～3METs)の負荷が望ましいです。
- 腎機能が改善傾向であれば，中等度負荷での有酸素運動やレジスタンス運動を組み合わせた内容が適切です。
- 高強度の運動は腎血流を低下させ腎負荷が上昇するため，推奨されません。
- 肺機能の低下を生じやすいことから，運動中はバイタルチェックをこまめに行い，リハ中止基準から逸脱していないか確認することが大切です。
- 薬剤治療として糖質コルチコイド，免疫抑制薬が使用されることが多く，常に感染症のリスクがあるので，感冒症状があれば速やかに看護師や医師に報告してください。また退院前には，感冒症状があれば速やかに病院を受診するように指導するとよいでしょう。
- ステロイドによる副作用(動脈硬化，骨粗鬆症，筋萎縮)によってADL機能が低下するリスクがあるため，継続可能な運動を指導しましょう(図2)。

図2 ステロイドの副作用で生じる症状

ステロイド副作用

- 易感染症
- 動脈硬化
- 骨粗鬆症*（骨折）
- 低身長*
- 大腿骨頭壊死*
- 消化性潰瘍
- 耐糖能異常（糖尿病）
- 精神症状
- 脂肪沈着〔中心性肥満，満月様顔貌，buffalo hump（水牛様肩）〕
- 多毛
- 皮膚線状
- 痤瘡（にきび）
- 白内障（眼圧上昇）
- 浮腫
- 高血圧
- 心不全
- 筋萎縮
- 月経異常
- ステロイド離脱症候群
- 色素沈着

*成長抑制につながるもの

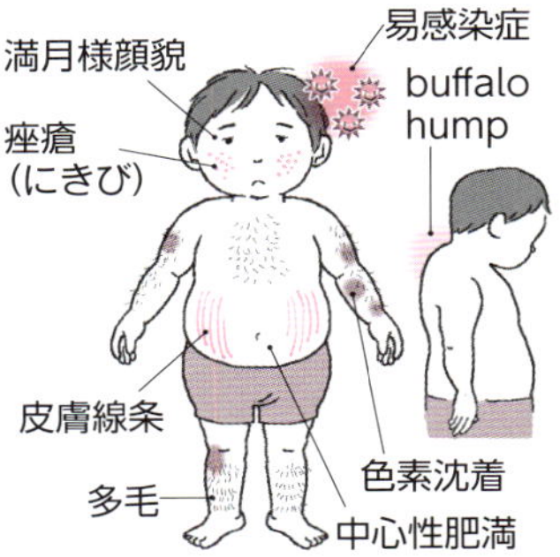

この検査もチェック！
- CRP → p.60
- Cr → p.36
- BUN → p.34
- eGFR → p.38
- Hb → p.16
- 尿量 → p.126
- 尿タンパク → p.130
- など

薬剤これだけはチェック！
副作用に注意する薬剤：糖質コルチコイド，免疫抑制薬

ADL：activities of daily living（日常生活動作），METs：metabolic equivalent（代謝当量）

参考文献
1) エビデンスに基づく急速進行性腎炎症候群(RPGN)診療ガイドライン2014.
2) ANCA関連血管炎診療ガイドライン2017.

CASE 11

急速進行性糸球体腎炎により透析導入となった症例

基礎情報：年齢70歳代，男性，身長167 cm，体重67 kg（1週間前64kg）　BMI 24.0 kg/m²

診断名：急性糸球体腎炎，シャント造設術（左前腕遠位部）

現病歴：倦怠感や浮腫を認めたため来院。急速進行性糸球体腎炎の診断にて入院し，シャント造設，血液透析を開始。入院から7日後に身体機能改善目的にてリハ処方あり。

合併症：慢性心不全，高血圧症，COPD

投　薬：プレドニゾロン（ステロイド系抗炎症薬），ネキシウム（プロトンポンプ抑制薬），アムロジピン（カルシウム拮抗薬），プロマック（消化性潰瘍治療薬），フロセミド（ループ利尿薬），トリクロルメチアジド（サイアザイド系利尿薬）

ADL：移動，排泄，入浴に軽介助が必要

バイタルバイタル：入院時BP165/102 mmHg，Pulse 96 bpm，SpO_2 94%

7日後（リハ介入時）：BP145/88mmHg，Pulse 92 bpm，SpO_2 97%

14日後：BP142/86mmHg，Pulse 88 bpm，SpO_2 97%

検査値：表1

表1　検査値とリハ

検査値	入院時	7日後（リハ開始時）	14日後
WBC（×10³/μL）	5.0	5.4	6.6
RBC（×10⁶/μL）	2.81 L	3.14 L	3.54 L
Hb（g/dL）	8.4 L	9.1 L	10.8 L
BUN（mg/dL）	39 H	42 H	38
Cr（mg/dL）	6.52 H	6.87 H	6.45 H
eGFR（mL/分/1.73m²）	5.21 L	5.43 L	5.02 L
Na（mEq/L）	137	127 L	136
K（mEq/L）	4.1	3.4 L	3.7
Alb（g/dL）	3.5 L	3.6 L	3.6 L
CRP（mg/dL）	2.53 H	0.23	0.17
体重（kg）	67	65	64
リハ介入		貧血，電解質異常，低栄養の症状に注意してADL練習開始	レジスタンス運動と有酸素運動を低～中等度で実施

※血液透析前のデータ

その他検査：胸部入院時：胸部X線検査　両側に胸水貯留

7日後（リハ開始時）：胸部X線検査　胸水改善傾向

14日後（リハ開始時）：胸部X線検査　正常化

① リハ開始時に考えられること

- RBC，Hbは基準値より低値を示していることから貧血症状の出現に注意が必要です。
- BUN，Crが基準値よりも高く，eGFRが低値のため，腎機能障害が考えられます。入院時と比較しても改善を示しておらず，透析が今後も継続されることが予測されます。
- Na，Kが基準値よりも低値を示しています。透析導入後は血液内の水分量や電解質のバランスが著しく変化するため，必ず評価します。低Naでは意識障害の出現，低Kでは不整脈の出現の可能があるため，介入時には細目に評価を行いましょう。
- 胸部X線検査から胸水が減少しており，血液透析による除水が進んでいることが確認されました。
- ステロイド薬内服のためステロイド性の合併用（筋力低下，高血糖）が生じていないか確認します。また，易感染性を示すため，リハ後の手洗い・うがいや，汗をかいた際には下着を替えるなどの配慮も必要です。
- 貧血，電解質異常，低栄養の可能性が考えられますが，リハを中止しなければならない要因は含まれていないため，注意深く評価を行いながら，ADL練習を行います。
- リハ時にはシャント側への持続的な負荷や血圧測定を避けます。透析前には心負荷の増大，透析後には低血圧，脱水が生じやすいため負荷量を機能維持程度とし，透析非実施日に負荷量を上げるようにしましょう。

② 14日後のデータから負荷量を考える

- RBC，Hbは上昇しており改善傾向を示しています。Na，Kも基準範囲内となり，血液透析のドライウェットが安定してきています。低強度から開始して中等度負荷での有酸素運動を実施します。
- 透析患者はサルコペニアに陥りやすいため，レジスタンス運動も低〜中等度負荷で積極的に行います。
- 維持透析中の運動療法の効果も認められており，ベッド上でのSLR運動や膝伸展運動，下肢エルゴ運動などを組み合わせて行うとよいでしょう。血液透析中の運動は低血圧予防として透析開始から前半に行うことが推奨されています。

図1 透析中の運動

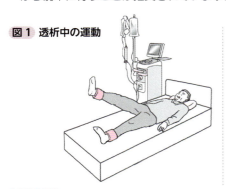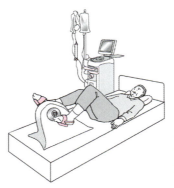

透析中の運動は，重錘を用いたレジスタンス運動や簡易な下肢エルゴメーターを用いた有酸素運動を行います。

| 参考文献 |
1) 厚生労働省難治性疾患克服研究事業進行性腎障害に対する調査研究班（編）：エビデンスに基づく急速進行性腎炎症候群（RPGN）診療ガイドライン. 2014.
2) 上月正博（編）：新編 内部障害のリハビリテーション 第2版. 医歯薬出版, 2017.
3) 日本腎臓リハビリテーション学会（編）：腎臓リハビリテーションガイドライン. 南江堂, 2018.

INDEX

あ

アイソザイム……… 54, 78
悪液質…………… 66, 68
悪性腫瘍… 10, 18, 54, 66, 98, 99, 100, 154, 160
悪性貧血…………… 76
悪性リンパ腫… 8, 76, 154
アシデミア………… 110
アシドーシス…… 34, 111
アスコルビン酸…… 132
アセトアミノフェン …………………… 27, 45
圧受容器…………… 119
圧受容器反射……… 21
アトピー性皮膚炎 10, 154
アトルバスタチン…… 77
アニオンギャップ… 111
アミオダロン… 112, 115
アミノグリコシド系抗菌薬 ……………………… 131
アミラーゼ………… 58
アムロジピン……… 12
アモバルビタール… 43
アルカリ血症……… 110
アルカリフォスファターゼ ……………………… 78
アルカレミア……… 110
アルカローシス…98, 111
アルコール性肝炎… 52
アルコール性肝障害… 44
アルコール多飲…… 88
アルドステロン…… 118
アルドステロン症… 102
アルブミン …… 67, 68, 74, 98, 131
アルブミン/グロブリン比 ……………………… 67
アルミニウム……… 103
アレルギー疾患…… 10
アレルギー性鼻炎… 154
アンジオテンシン… 118
アンジオテンシンⅡ受容体拮抗薬…………… 22
安静時疼痛………… 93
アンモニア………… 34

い

イオン化Ca ………… 98
胃がん…… 138, 139, 145
易感染性…………… 117
意識障害…………… 20
異所性ACTH・CRH産生腫瘍 ……………………… 116
イソニアジド…… 45, 79
一次止血…………… 24

易疲労性……… 17, 49, 113
飲酒…………… 41, 53
インスリノーマ…… 120
インスリン…89, 97, 120
インスリン感受性… 121
インスリン抵抗性… 121
インスリン自己免疫症候群 ……………………… 120
インスリン製剤…… 83
インターフェロン… 115
咽頭がん…………… 146

う

ウイルス感染 …… 10, 11, 60, 65, 160
うっ血……………… 123
うっ血性心不全…… 38
ウロキナーゼ……… 29
ウロビリノーゲン… 43
運動性タンパク尿… 130
運動負荷試験……… 105
運動誘発性低酸素血症 ……………………… 105

え, お

栄養失調…………… 46
栄養障害…… 69, 73, 91
栄養不足…………… 96
エストロゲン製剤… 119
エナラプリル…… 45, 77
エネルギー消費量… 71
エリスロマイシン… 79
炎症性サイトカイン 90, 92
炎症性疾患……… 18, 68
塩分過剰摂取……… 118
黄疸…… 43, 45, 53, 79
嘔吐………… 94, 95, 96
横紋筋融解症…… 54, 55
オルメサルタン…… 12

か

外因系凝固因子…… 26
外傷………… 10, 60, 65
灰白色便…………… 43
潰瘍性大腸炎……… 79
過栄養脂肪肝……… 47
過換気……………… 107
過換気症候群… 98, 106
拡散障害…………… 106
拡張期血圧………… 20
下垂体炎…………… 114
下垂体機能不全…… 96
下垂体機能低下症 ……………………… 112, 114
下垂体TSH産生腫瘍… 114
家族性高コレステロール血症 ……………………… 86, 90

家族性脂質異常症…… 92
下腿周径………… 71, 77
褐色尿……………… 43
活性型ビタミンD$_3$製剤 ……………………… 103
活性化部分トロンボプラスチン時間……………… 26
カルシトニン……… 64
カルシトリオール… 103
カルシニューリン阻害薬 61
肝がん……………… 138
換気血流比不均等… 104
冠危険因子………… 86
肝機能障害… 12, 14, 26, 72, 74, 78, 88, 92
眼球突出…………… 113
緩下剤……………… 32
間欠性跛行………… 93
肝硬変…… 24, 28, 42, 44, 46, 72, 76, 82, 86, 90, 94, 100, 144
肝細胞がん…139, 142, 144
緩衝系……………… 110
肝性脳症………… 45, 47
関節炎……………… 10
関節可動域運動…… 69
関節拘縮予防……… 45
関節内出血………… 27
間接ビリルビン… 42, 68
関節リウマチ …54, 60, 100, 156, 158
感染症………… 8, 72, 117
感染症初期………… 154
感染性心内膜炎…… 10
肝不全………… 35, 34
顔面紅潮…………… 107
肝予備能…………… 74

き

飢餓…………… 40, 102
気管支喘息…… 10, 154
キサンチンオキシターゼ欠損症……………………… 40
偽性ChE…………… 46
喫煙……… 12, 14, 16, 87
揮発性酸…………… 110
急性肝炎 …… 42, 52, 72, 76, 154
急性感染症…… 10, 130
急性出血…………… 18
急性心筋梗塞 …… 54, 56, 76, 122
急性心不全………… 122
急性腎不全…… 102, 160
急性膵炎………… 58, 59
急性白血病………… 24
仰臥位……………… 67

強心薬……………… 122
強皮症……………… 158
虚血性心疾患 86, 88, 90
巨赤芽球性貧血…… 18
起立性タンパク尿… 130
起立性低血圧…… 20, 39
筋ジストロフィー… 44
筋力低下…………… 117

く

空腹時血糖………… 83
グリケーション…… 80
クリニカルパス…… 57
グリニド薬…… 83, 121
グリメピリド……… 83
グルクロン酸抱合… 42
グルコース………… 82
グルココルチコイド… 115
クレアチニン…… 36, 38
クレアチニンクリアランス ……………………… 38
クレアチン………… 36
クレアチンキナーゼ… 54
クレチン病…… 112, 114
クロルプロマジン …………………… 53, 79, 95

け

頸動脈洞…………… 119
傾眠………………… 95
けいれん…………… 95
外科手術後………… 60
血圧調節…………… 119
血圧低下……… 127, 129
血液凝固反応……… 98
結核………… 10, 11, 154
血管炎………… 8, 38, 60
血漿浸透圧………… 128
血小板……………… 24
血小板数…………… 97
血漿レニン活性…… 118
血清アルブミン濃度… 99
血清鉄……………… 19
血栓…………… 27, 28
血栓症……………… 26
血栓性血小板減少性紫斑病 ……………………… 24
結腸がん…………… 138
血糖値……………… 82
ケトアシドーシス… 83
解毒作用…………… 52
下痢…………… 94, 96
倦怠感……………… 113
見当識障害………… 111
原発性アルドステロン症 ……………………… 94, 118
原発性肝がん……… 76

原発性マクログロブリン血症
　……………………… 66
原発性免疫不全症候群
　……………………… 154
顕微鏡的多発動脈炎… 162

こ

抗悪性腫瘍薬…41, 43, 101
降圧薬………………… 79
高アミラーゼ血症……… 59
高アルブミン血症……… 47
口渇…………………… 133
高Ca血症 ……………… 99
高K血症 ……………… 96
高カロリー輸液………… 72
抗がん剤服薬………… 8,10
交感神経症状…… 83, 121
抗菌薬…………… 43, 101
高血圧………… 117, 119
抗結核薬………… 41, 79
抗血小板薬…………… 32
膠原病………………… 72
拘縮予防……………… 123
甲状腺亜全摘出後…… 112
甲状腺炎……………… 114
甲状腺機能亢進症… 46, 54,
　72, 78, 82, 86, 88, 90,
　92, 112, 114
甲状腺機能低下症… 54, 86,
　94, 102, 112, 114
甲状腺ホルモン… 68, 112
抗真菌薬……… 87, 89, 91
向精神薬……………… 53
高タンパク食………… 38
好中球………………… 10
抗てんかん薬………… 53
高度脱水症…………… 102
喉頭がん……………… 146
高二酸化炭素血症…… 107
高尿酸薬……………… 22
高尿酸血症…………… 40
抗リウマチ薬………… 45
抗利尿ホルモン分泌過剰症
　……………………… 94
誤嚥性肺炎…………… 13
呼吸筋麻痺…………… 97
呼吸困難感…………… 105
呼吸不全……………… 104
骨髄異形成症候群…… 18
骨髄抑制……………… 8
骨粗鬆症………… 99, 117
骨代謝系疾患………… 78
こむら返り…………… 55
コリンエステラーゼ… 46
コルチゾール………… 116
コルヒチン…………… 55
コレステロール……… 90

さ

サイアザイド系利尿薬
　… 89, 91, 95, 127, 128
細菌感染症…………… 65
細菌性心内膜炎……… 60
細菌性髄膜炎………… 60
細菌性敗血症………… 60
再生不良性貧血…8, 12, 14,
　16, 18, 24, 100
在宅酸素療法………… 108
サイトカイン… 60, 64, 90
細胞内脱水…………… 95
サイロキシン………… 68
嗄声…………………… 115
サルコイドーシス…… 154
酸化マグネシウム…… 95
酸血症………………… 110
酸素解離曲線…… 16, 105
酸素化ヘモグロビン… 104
酸素分圧……………… 16

し

弛緩性麻痺…………… 97
ジギタリス…………… 97
子宮がん……………… 138
子宮頸がん…………… 146
子宮体がん…… 147, 148
糸球体腎炎…………… 130
糸球体濾過量………… 36
シクロスポリン… 35, 61
ジゴキシン…………… 97
自己血糖測定………… 83
自己免疫疾患による腎障害
　……………………… 38
自己免疫疾患…… 66, 154
脂質異常症治療薬
　……………… 87, 89, 91
脂質代謝異常………… 86
歯周炎………………… 60
四肢冷感……………… 123
シスタチン…………… 38
シスプラチン…… 35, 55
姿勢変換……………… 15
脂肪肝………………… 46
脂肪酸………………… 68
シメチジン……… 36, 101
シャント……………… 106
収縮期血圧…………… 20
重症筋無力症………… 158
重度肝障害……… 66, 68
重度心不全…………… 34
粥状動脈硬化………… 90
手術後………………… 82
腫脹…………………… 41
出血……………… 12, 14, 16
出血傾向…………27, 28, 79

出血斑………………… 27
術後感染……………… 8
消化管出血………17, 34
小球性低色素性貧血… 42
小球性貧血…………… 18
静脈血栓塞栓症……… 30
静脈瘤…………… 45, 49
上腕周径………… 71, 77
褥瘡予防……………… 73
食道がん
　…… 138, 139, 145, 146
食欲不振……………… 43
ショック状態……38, 126
徐脈…………………… 115
腎炎…………………… 34
心筋炎………… 44, 54, 56
心筋梗塞
　……… 8, 10, 28, 44, 60
腎血管性高血圧……… 118
腎結石…………… 34, 36
人工透析……………… 36
心室性期外収縮……… 97
新生血管……………… 81
真性多血症……… 24, 72
真性ChE……………… 46
腎性糖尿……………… 132
腎性貧血… 12, 14, 16, 18
振戦…………………… 53
浸透圧………………… 68
浸透圧利尿薬………… 95
心肺受容器反射……… 21
深部腱反射…………… 103
深部静脈血栓症… 28, 30
心不全…………… 94, 126
腎不全…… 72, 80, 94, 96

す

膵炎…………………… 120
膵管閉塞……………… 58
膵全摘後……………… 58
膵臓がん……58, 100, 120,
　138, 139, 148, 100
膵内分泌腫瘍………… 82
スタチン……… 87, 89, 91
頭痛…………… 95, 121
ステロイド
　91, 117, 120, 127, 132
ストレス………… 12, 14
スルバクタム………… 15
スルホニル尿素薬
　………………… 83, 121

せ, そ

正球性貧血……… 18, 24
制酸薬………………… 32
赤血球………………… 14
赤血球恒数…………… 14

セロトニン阻害薬…… 117
全身感染症…………… 64
全身倦怠感……… 49, 79
全身性エリテマトーデス
　……………10, 54, 156
先天性副腎皮質過形成 116
せん妄………………… 53
前立腺がん……… 36, 152
前立腺肥大…………… 36
前弯性タンパク尿…… 130
瘙痒感………………… 43
速効型インスリン分泌促進薬
　……………………… 83

た

体位変換………… 20, 123
大球性貧血…………… 18
代謝拮抗薬…………… 57
代謝性アシドーシス… 106
大腿骨頸部骨折……… 22
大腸がん……………… 139
大動脈圧受容器反射… 21
大動脈弓……………… 119
大量輸液……………… 36
多飲…………… 126, 128
多血症………… 12, 14, 38
タゾバクタム………… 15
脱水(症)… 12, 14, 16, 34,
　36, 68, 94, 100, 119,
　126, 128
脱毛…………………… 115
多尿…………………… 35
多発血管炎性肉芽腫症
　……………………… 162
多発性筋炎………44, 54
多発性骨髄腫…… 66, 130
多量出血……………… 80
胆管結石(胆石)… 42, 44
胆汁……………… 42, 86
胆汁うっ滞型肝障害 52, 79
弾性ストッキング…… 69
胆道炎………………… 44
胆道がん………… 139, 149
胆嚢がん………… 44, 138
タンパク同化ステロイド
　……………………… 79
タンパク尿……… 39, 130

ち

チアゾリジン薬……… 121
チアノーゼ…………… 17
窒素…………………… 34
中枢神経症状…… 83, 121
超低比重リポタンパク… 88
腸内リン結合薬……… 103
腸閉塞………………… 36
直接ビリルビン……… 42

つ, て

貯蔵プール……………… 10

痛風………………………… 40
痛風関節炎……………… 41
手足の震え……………… 83
低アルドステロン症…… 96
低栄養
　　66, 68, 72, 86, 98, 102
低換気…………………… 97
低血圧…………………… 119
低血糖…………………… 121
低酸素…………………… 17
低酸素血症……………… 105
低タンパク質食………… 34
底背屈運動……………… 28
低レニン性低アルドステロン症………… 118
低Ca血症 ……………… 99
低γグロブリン血症…… 154
低K血症 ……………… 96, 97
テタニー症状…………… 111
鉄欠乏性貧血
　　12, 14, 16, 18, 72, 100

と

糖化……………………… 80
動作緩慢………………… 115
糖尿病…… 22, 39, 40, 48,
　　80, 82, 90, 128, 132
糖尿病性神経障害……… 21
糖尿病性腎症（初期）… 38
糖排泄閾値……………… 132
動脈血酸素分圧………… 104
動脈硬化………………… 88
動脈硬化性疾患………… 91
ドキソルビシン………… 57
トシリズマブ…………… 29
ドパミン作動薬………… 117
トランスアミナーゼ…… 44
トランスサイレチン 72, 74
トランスフェリン
　　……………… 19, 72, 74, 100
トリメトプリム………… 15
トロポニン……………… 56
トロンビン……………… 24

な, に

内因系凝固因子………… 26
生あくび………………… 121
二次止血………………… 24
二次性貧血……………… 18
日光曝露時間の不足…… 98
乳がん…… 138, 147, 149
ニューキノロン系抗菌薬
　　………………………… 55, 77
乳酸脱水素酵素………… 76

尿管閉塞………………… 34
尿ケトン体陽性………… 133
尿細管障害……………… 160
尿酸……………………… 39
尿酸分解酵素製剤……… 41
尿浸透圧………………… 128
尿素窒素………………… 34
尿毒症…………………34, 160
尿比重…………………… 128
尿崩症…………… 36, 126, 128
尿路感染症……………… 8
尿路結石………………36, 40
妊娠……………… 38, 132, 160

ね, の

ネガティブフィードバック
　　………………………… 116
ネフローゼ症候群……… 34,
　　46, 66, 68, 72, 86, 92,
　　94, 128, 130, 154, 160
粘膜水腫………………… 112
脳梗塞………… 12, 28, 54, 90
脳挫傷…………………… 54
脳浮腫…………………… 94
ノルアドレナリン……… 123

は

肺炎……………………… 8
肺がん…… 138, 145, 146
敗血症………… 60, 64, 65
肺血栓栓塞症…………… 30
肺小細胞がん…………… 145
肺水腫…………………… 123
肺腺がん…… 145, 149
肺塞栓…………………… 30
排痰……………………… 13
背部痛…………………… 59
肺胞換気量……………… 106
肺胞気酸素分圧………… 104
肺胞気-動脈血酸素分圧較差
　　………………………… 104
肺胞低換気……………… 106
廃用症候群……………… 59
パクリタキセル………… 29
橋本病……… 112, 114, 158
播種性血管内凝固症候群
　　……………… 24, 28, 31
発赤…………………… 29, 41
白金製剤………………… 55
白血球…………………… 8
白血球数………………… 97
白血病………… 8, 38, 60
発熱……………………… 106
羽ばたき振戦…………… 107
パルスオキシメーター… 105
バルビツール酸系睡眠薬 43
バルビツール酸系薬…… 53

半減期…………………… 73

ひ

非アルコール性脂肪性肝疾患
　　………………………… 48, 92
ピークアウト…………… 11
ビグアナイド薬… 84, 121
非細菌性SIRS ………… 65
非ステロイド性抗炎症薬…
　　………………………… 131
ビタミンB_{12}……………… 19
ビタミンD作用低下…… 98
ビタミンK欠乏 … 26, 144
皮膚がん………………… 146
皮膚筋炎………………… 158
皮膚瘙痒感……………… 43
肥満……………………… 117
冷や汗…………………… 83
ピリミジン拮抗薬……… 57
ビリルビン……………42, 47
貧血
　　17, 18, 20, 43, 59, 101
頻尿……………………… 35
頻脈……………………… 121

ふ

不安定狭心症…………… 56
フィブラート系高脂血症治療薬
　　………………………… 55, 77
フィブリン……………… 24
フィブリン分解物……… 28
フェニトイン…………… 15
フェノバルビタール
　　………………………43, 53
フェリチン…………19, 100
不揮発性酸……………… 110
副甲状腺機能亢進症…… 98
副甲状腺機能低下症…… 98
腹水貯留………………… 45
浮腫…… 29, 115, 127, 129
不整脈…………………… 111
プラスミン……………… 28
プリン体………………… 40
プリン拮抗薬…………… 57
プレアルブミン………72, 74
プレドニゾロン
　　………………… 43, 59, 77
プレプロカルシトニン… 64
プロインスリン………… 120
フロセミド………… 12, 119
プロトロンビン時間
　　………………………26, 47
プロトンポンプ阻害薬… 32
分子標的治療薬………… 57
分葉核球………………… 10

へ

平均血糖値……………… 80
平均赤血球ヘモグロビン濃度
　　………………………… 18
平均赤血球容積………… 18
平均ヘモグロビン量…… 18
閉塞性黄疸……………… 79
ベザフィブラート……… 77
ペニシラミン…………… 45
ペニシリン系抗生物……69
ヘパリン………………… 26
ヘマトクリット………… 14
ヘモグロビン…………… 16
偏食……………………… 98
扁平上皮がん…………… 145

ほ

膀胱腫瘍………………… 34
放散痛…………………… 59
放射線治療……………… 8
乏尿……………………… 126
ホーマンズサイン……… 29
ポジショニング……13, 73
ホルモン………………… 86
本態性血小板血症……… 24
本態性血小板減少性紫斑病
　　………………………… 24

ま

マグネシウム…………… 102
マグネシウム欠乏……… 99
マクログロブリン血症… 154
マクロファージ……60, 90
マクロライド系薬剤…… 55
麻疹……………………… 10
末梢動脈疾患…………91, 93
慢性炎症………………93, 100
慢性活動性肝炎………… 66
慢性感染症…………18, 154
慢性肝炎…… 42, 44, 46, 52
慢性肝障害……………… 154
慢性甲状腺炎……… 112, 114
慢性骨髄性白血病……10, 24
慢性糸球体腎炎……38, 160
慢性心不全……………… 122
慢性腎不全
　　…88, 98, 102, 122, 160
慢性腎臓病……………… 38
慢性膵炎………………59, 58
慢性貧血………………… 18
慢性閉塞性肺疾患……… 108

み, む, め, も

ミオグロビン…………… 56
無気力…………………… 113
無酸素運動……………… 41

や, ゆ, よ

メテノロン······················ 79
メトトレキサート··· 15, 45
眼のかすみ···················· 121
免疫····································· 8
免疫グロブリン················ 67
免疫不全症······················ 154
免疫抑制薬················ 41, 61
網膜症······························· 81
門脈圧亢進························ 49

薬物中毒··························· 132
有酸素運動······ 39, 41, 47, 48, 73, 87, 121
遊離サイロキシン··········· 112
遊離トリヨードサイロニン
······································ 112
溶血性貧血······ 12, 14, 16, 19, 76, 80, 100, 130
葉酸··································· 19
葉酸代謝拮抗薬················ 57
ヨード······························ 112

ら, り, る, れ, ろ, わ

ラスブリカーゼ················ 41
ラピッドターンオーバープロテイン ······················ 74
卵巣がん
······ 138, 147, 148, 149
離脱症状··························· 53
利尿薬··· 95, 97, 127, 129
リパーゼ··························· 58
リハビリテーション栄養 75
リファンピシン················ 45
リポタンパクリパーゼ···· 88
硫酸ストレプトマイシン 35
リンパ性白血病················ 10
ループス腎炎···················· 38
ループ利尿薬 95, 127, 128
レジスタンス運動
··················· 39, 73, 87, 121
レチノール結合タンパク
·· 72
レニン···························· 118
レニン産生腫瘍············· 118
レパグリニド···················· 83
レボフロキサシン············ 77
ロキソニン························ 35
ワルファリン···················· 26

A

αグルコシダーゼ阻害薬···
······························ 80, 121
α-リポタンパク欠損症
·· 86
A-aDO$_2$ ·························· 104
ABI··································· 91

ACE阻害薬
························ 45, 77, 97, 118
ACTH······························ 116
Addison病
···················· 94, 96, 102, 116
A/G比······························· 67
AG··································· 111
AIDS································ 154
ALP··································· 78
ALT··································· 44
APTT································· 26
ARB··································· 97
AST··································· 44

B

β遮断薬············· 89, 91, 119
baPWV······························ 91
Bartter症候群················ 118
Basedow病············ 112, 114
BEE··································· 71
BIA··································· 77
Borgスケール··················· 49

C

C反応性タンパク············ 60
CAVI································· 91
Child-Pugh分類·············· 49
CK····································· 79
CK-BB······························ 54
CKD·································· 38
CK-MB······························ 54
CK-MM···························· 54
CONUT score·················· 87
COPD····························· 108
CPI·································· 121
CPK··································· 54
CPR································· 120
CRH································ 116
Crohn病···························· 60
CRP······························ 11, 60
Cushing症候群
······················ 92, 94, 120, 132
Cushing病······················ 116

D

Dダイマー························ 28
D-マンニトール················ 95
DIC··································· 31
DPP-4阻害薬············ 22, 84
Dubin Johnson症候群 42
DVT··································· 30

E, F, G

ESKD································ 38
Fanconi症候群········· 40, 132
FDP··································· 28
Fontaine分類···················· 93

FT$_3$ ································· 112
FT$_4$ ································· 112
γ-GTP······························· 79

H

H-FABP···························· 56
H$_2$受容体拮抗薬··· 36, 101
Hansen病······················ 154
Hb····································· 16
HbA1c······························ 80
HDL-C······························ 88
HIV··································· 10
HMG-CoA還元酵素阻害薬
·································· 55, 77
HOMA-IR······················ 121
Homan's sign·················· 29
HOT································ 108

I

ICU-AD···························· 65
ICU-AW···························· 65
IgA型多発性骨髄腫··· 154
IgA腎症··························· 154
IgA単独欠損症··············· 154
IgD型多発性骨髄腫······· 154
IgG型多発性骨髄腫······· 154
IgM欠損症······················ 154
IL-6·································· 109

K, L, M

K$^+$イオン勾配················· 96
Karvonen法
······················ 119, 121, 123
K摂取不足························ 96
L-ドーパ························· 132
LDH·································· 76
LPL··································· 88
MCH································· 18
MCHC······························ 18
MCV································· 18
MDS································· 18
MRCスコア······················ 65

N

Na過剰症························· 94
NAFLD····················· 48, 92
NASH······························· 48
NSAIDs················ 39, 101
NYHA····························· 123

P

PAD··························· 91, 93
PCT··································· 65
PLT··································· 24
Plummer病····················· 112
PO$_2$ ·································· 16
PT······································ 26

PTE··································· 30
PT-INR····························· 26

Q, R

QT間隔の短縮················ 99
R on T波·························· 97
RA
······ 54, 60, 100, 156, 158
RBP··································· 72
Rotor症候群···················· 42
RTP··································· 74

S

S型アミラーゼ················· 59
short run··························· 97
SIADH······························ 94
SIRS································· 65
Sjögren症候群
······················ 54, 156, 158
SpO$_2$ ······························· 16
ST短縮······························ 99
ST低下······························ 96

T, U, V, W

TEE··································· 71
Tf······································· 72
TNF-α···························· 109
t-PA··································· 29
TRH································ 112
TTR··································· 72
T波の増高························ 96
U波の巨大化···················· 96
VTE··································· 30
WBC·································· 11
Wegener肉芽腫症··· 162

数字

Ⅰ型呼吸不全·················· 107
Ⅱ型呼吸不全·················· 107
1,5-AG···························· 80
1型糖尿病······················ 120
2型糖尿病······················ 120

リハスタッフのための
イチからわかる臨床検査値活用術

2018年 9月30日	第1版第1刷発行
2020年 3月10日	第2刷発行
2020年 7月10日	第3刷発行
2021年 6月10日	第4刷発行
2023年 3月20日	第5刷発行
2023年10月10日	第6刷発行

- 監　修　美津島　隆　みずしま　たかし
　　　　　山内　克哉　やまうち　かつや
- 編　集　鈴木　啓介　すずき　けいすけ
　　　　　加茂　智彦　かも　ともひこ
- 発行者　吉田富生
- 発行所　株式会社メジカルビュー社
　　　　　〒162-0845 東京都新宿区市谷本村町2-30
　　　　　電話　03(5228)2050(代表)
　　　　　ホームページ　https://www.medicalview.co.jp

　　　　　営業部　FAX　03(5228)2059
　　　　　　　　　E-mail　eigyo@medicalview.co.jp

　　　　　編集部　FAX　03(5228)2062
　　　　　　　　　E-mail　ed@medicalview.co.jp

- 印刷所　三報社印刷株式会社

ISBN 978-4-7583-1935-5　C3047

©MEDICAL VIEW, 2018.　Printed in Japan

・本書に掲載された著作物の複写・複製・転載・翻訳・データベースへの取り込みおよび送信（送信可能化権を含む）・上映・譲渡に関する許諾権は，(株)メジカルビュー社が保有しています．
・JCOPY〈出版者著作権管理機構 委託出版物〉
本書の無断複製は著作権法上での例外を除き禁じられています．複製される場合は，そのつど事前に，出版者著作権管理機構（電話 03-5244-5088，FAX 03-5244-5089，e-mail：info@jcopy.or.jp）の許諾を得てください．
・本書をコピー，スキャン，デジタルデータ化するなどの複製を無許諾で行う行為は，著作権法上での限られた例外（「私的使用のための複製」など）を除き禁じられています．大学，病院，企業などにおいて，研究活動，診察を含み業務上使用する目的で上記の行為を行うことは私的使用には該当せず違法です．また私的使用のためであっても，代行業者等の第三者に依頼して上記の行為を行うことは違法となります．